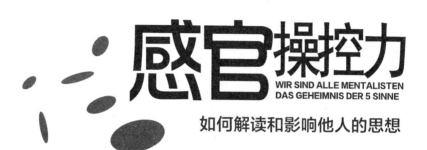

感官操控力

WIR SIND ALLE MENTALISTEN
DAS GEHEIMNIS DER 5 SINNE

如何解读和影响他人的思想

【奥】马努埃尔·郝瑞特 著
【奥】玛格达勒娜·埃德尔 著

黄婧 译

Wuhan University Press
武汉大学出版社

图书在版编目(CIP)数据

感官操控力 /（奥）郝瑞特，（奥）埃德尔著 ；黄婧译.
–武汉：武汉大学出版社，2014.11（2019.8重印）
ISBN 978-7-307-14456-9

Ⅰ．感…　Ⅱ．①郝…　②埃…　③黄…　Ⅲ．感觉器官–研究
Ⅳ．R322.9

中国版本图书馆CIP数据核字(2014)第230032号
著作权合同登记号：　图字17-2012-001号

Original edition, entitled Wir sind alle Mentalisten, 978-3-8000-7468-6, by Manuel Horeth and Magdalena Eder, published by Verlag Carl Ueberreuter, Vienna. Copyright © 2010 by Verlag Carl Ueberreuter, Vienna
All rights reserved. No part of this book may be reproduced or transmitted in any form or by any means, electronic or mechanical, including photocopying, recording or by any information storage retrieval system, without permission from the publisher.
Chinese language edition arranged through HERCULES Business & Culture GmbH, Germany. Copyright © 2014

本书原版书名为Wir sind alle Mentalisten, 原书号为978-3-8000-7468-6, 作者Manuel Horeth和Magdalena Eder,
由Carl Ueberreuter 出版社2010年出版。
版权所有，盗印必究。未经出版者授权，不得以任何形式、任何途径，生产、传播和复制本书的任何部分。
本书中文翻译版通过德国HERCULES Business & Culture GmbH公司取得授权。

责任编辑：刘汝怡　　　责任校对：赵　娜　　　版式设计：文豪设计

出版发行：**武汉大学出版社** 　（430072　武昌　珞珈山）

　　　　　（电子邮箱：cbs22@whu.edu.cn 网址：www.wdp.com.cn）

印刷：阳谷毕升印务有限公司

开本：710×1000　1/16　　　印张：14.5　　　字数：150千字

版次：2014年11月第1版　　2019年8月第2次印刷

ISBN 978-7-307-14456-9　　定价：48.00元

**Wir
Sind
Alle
Mentalisten**
Das Geheimnis
der 5 Sinne

平庸的人，

看，却视而不见；

听，却充耳不闻；

摸，却毫无知觉；

吃，却食而无味；

呼吸，却闻不到芳香。

达·芬奇

Wir
Sind
Alle
Mentalisten
Das Geheimnis
der 5 Sinne

自 序

亲爱的读者：

　　非常欢迎你开始探索自身的能力，因为最好的投资莫过于在自己身上投资。祝贺你!

　　既然你已经翻开了这本书，那么你肯定希望继续完善自我，拓展知识，期待在生活中获得更多的满足感，不断成功，并且更多地发现自我。身为超感者，我具备丰富的秘密和诀窍，这些出于工作保密的原因无法公开。这些技巧与传统的魔术、幻想、灵巧的手法毫不相干。在这本书里，你将了解很多有意思的技巧，有的会让你会心一笑。

　　如果你想在本书中寻找魔术的技巧，那么你一定会大失所望。作为一名超感者，为了达到预期的效果，有时也会运用一些"花招"和"幻想"，但是超感者不是魔术师。他能读懂人的情绪，影响别人的感受，并且在别人的头脑里制造幻想。

　　我运用的不是纯粹的手法，也不是最佳的技巧，而是心理，是人的灵魂。

简言之，超感者拿别人的思想做试验。

书中主要讲了什么呢？

本书是一本基本的工具书，揭示超感者应当掌握的基础知识。本书告诉你如何运用这些基础知识到日常生活里，以获得更多成就感和幸福感，提升生活质量，获得全新的与人交流的美好感觉。本书的目的是帮助你更好地认清周围的人，以获得良好的谈话基础。如果我们对身边人的愿望、心事和感受漠不关心，那么我们就很难获得别人的好感，别人会觉得我们没有人情味。相反，愿意倾听别人，愿意体会别人的感受，愿意关注别人，这样的人无论是在家庭还是在职场，总是更受欢迎，更容易被接受。

成为超感者的能力就在我们自己身上，基石是五大感官，这五大感官可以被训练得更敏锐，帮助我们自然而然地形成第六感。

五大感官指的是听觉、触觉、视觉、嗅觉和感觉。味觉也很重要，只是本书并没有涉及，因为对于超感者来说，味觉不是那么必要。这里出现了一个新的感官——感觉，我把它称为实现第六感的钥匙。第六感就是我着重帮助你训练的，因为在很多情况下第六感起到关键作用。

经常有人问我，我是否具有超自然的能力——对此我只有一个回答：没有！我的能力的确异于常人，但是这种能力是所有人都能学会的，人人都可以调动第六感！

为了让这本书物尽其用，你需要注意哪些原则呢？

我的建议：先安安静静通读一遍。每一章里都有一些练习，你要拿出足够的时间来完成这些练习，因为练习里获得的经验对于改变自我非常重要！

如果你只想看一看这本书，而不愿做练习，那么你就失去了提升的机会，看书其实不过是浪费时间。

顺便说一下：请牢记72小时原则。研究表明，当我们有了计划或打算，最好在72小时之内付诸行动，否则很可能仅仅停留在计划上。

所以在72小时之内开始行动吧，因为最难的一步往往是第一步！

这本书是我和玛格达勒娜·埃德尔共同完成的，她是科班出身的经济学家，同时也是经验丰富的教练。在过去的一年里，在各种脱口秀，舞台表演，直播秀等我所有的节目里，一路陪伴我，从心理学的角度观察超感者这一独特身份和职业，也和我共同完成这本书的写作。

愿每一位读者能跟随我，领略五大感官奇妙的世界，愿这本书能助你一臂之力，成为一个小小的超感者！

马努埃尔·郝瑞特

Wir
Sind
Alle
Mentalisten
Das Geheimnis
der 5 Sinne

前 言

力量就在你身上！

> 知人者智，自知者明。胜人者有力，自胜者强。
>
> 知足者富，强行者有志。不失其所者久，死而不亡者寿。
>
> 老子《道德经》

你是否有时缺乏前行的动力？

你是否梦想着有朝一日实现自己内心深处的愿望，达到人生的顶峰，可是你却不知道，从哪里获取实现梦想的力量？

一颗小小的苹果核，蕴含着长成一棵苹果树的所有能量。同样的，你也拥有完美的自我，拥有追求幸福实现梦想的天赋。找到深深隐藏在你我身体的五种感觉，那么就能发现我们各自独有的"苹果核"。慢慢欣赏它如何长大，如何给别人也给自己创造幸福。向内看自己，相信你自己，相信你的能力！

我们早已学会向外看，认识世界，与别人比较，这使得我们的注意力和能量远离我们自己，限制了我们内在的动力和视野。

事实上，内在动力和视野深深地隐藏在我们身上，我们若能主动去认识和优化五大感觉，那么将重新激活我们内在的力量和动力。

山巅就是第六感

在很多文化里，高处、山峰或特别的地点被描述为"神圣的"或"特殊的场所"，这里常常竖立十字架、令旗或特别装饰的树。这些符号在所在的文化背景里象征的意义大同小异。直到今天，人们仍然愿意来这些地方祈祷、朝拜，寻找内心的宁静。我认为，无论人们源自何种宗教背景，来自哪个国家或民族，或多或少觉得这些地方有些特别之处。

在非洲，土著人常常绕开山的顶峰，在他们的世界观里，这里是神圣的居所，不可贸然进入。

想象一下，此刻你身处众山之巅，一览众山小，你感受到完全的自由，你上到这里来，只为了做"自己"。你听到自己的呼吸，感受到自己的身体，享受着生命，而这样的生命是你种种抉择之后向往已久的。

要想到达人生的巅峰，必须越过种种障碍。借助超感者的五大感觉，走上这条布满了挑战和困难的道路，有时一帆风顺，有时却步履维艰。

关键在于在这条路上你想走多远，你怎样走下去。当你需要小憩时，路边有小木屋等你驻足，没有对与错，它是你自己的路，适合你是最重要的。山顶的十字架，就是第六感，在期盼和等待着你的到来!

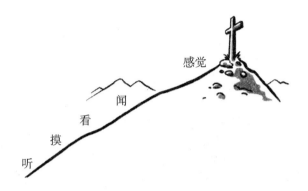

　　经常审视自己的内心，就能换个角度更清晰地看世界。在观察别人之前，先倾听自己，审视自己，感受自己。你是你生命中最重要的人，让你自己的种种感官活跃起来，感受自己本身，那么你将力量倍增，这样你可以获得移情的能力——理解、审视、感受和倾听的能力，这种能力，再加上自身的力量和激情，就是一种无所不能的力量！

　　享受改变自我的时光，打开你的感官，打开你的心，一直往前奔跑，直到登上人生的顶峰！

Wir
Sind
Alle
Mentalisten
Das Geheimnis
der 5 Sinne

目 录

感官操控力

Wir sind alle Mentalisten

Das Geheimnis
der 5 Sinne

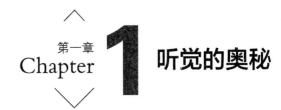

第一章
Chapter **1** 听觉的奥秘

有耳可听的，就应当听！

《马太福音》11章15节

玛瑞的秘密

　　玛瑞最近状态很不错，大学毕业后进入一家广告公司，两年前跳槽到一家建筑公司。她身为市场营销助理，喜欢每天遇到的挑战。她认为自己善于沟通，开朗，乐观，与同事相处融洽。她所在的团队有七个成员，差不多一年前，部门来了一位新主管托马斯·朗格先生。在与这位主管交流时，玛瑞总能收到积极并有建设性的反馈。她可以表达自己的想法，完成接手的各项任务。所以她感觉挺好，每天开开心心去上班。

　　撒莱却恰恰相反，她最近觉得特别沮丧。每一天她郁闷地去上班，早上进办公室时情绪已然不佳。虽然以前的上司对她评价很不错，对她非常满意，但面对新的主管朗格先生，她总觉得自己不能让主管满意。虽然撒莱本人不是一个拖后腿的人，可是她的紧张情绪让团队里的每个人都感觉到了。她认为自己搞不懂主管想要自己做什么，认为自己做事总不能让主管满意。有时当她去主管办公室开会时，她甚至有些害怕。玛瑞和撒莱在同一个部门上班，面对同样的同事，同一位主管，两人的反应却有天壤之别。玛瑞早已注意到撒莱的状态反常，也发现撒莱和主管之间相处有问题。

"我真不知道该怎么做！怎么就我跟他处不好，而你们相安无事？"撒莱问玛瑞，"我确信自己有能力做好分内的事，也许在他看来我没有亲和力，除此以外没别的？"

"我不这么认为。可是我可以透露给你一个小秘密，"玛瑞说，"有一些技巧和方法，帮助我们如何正确认识别人，如何与人沟通。关于新主管，我知道的肯定比你认为的要多！"她解释道。

"我学会有意识地听别人说话，知道哪些话一定得留心听。我懂得运用一些技巧使别人在聊天时感觉舒服，使他们愿意听我说话。稍加练习——你可以随时练习，与任何人都可以——你可以感受到对方交流的'语言'，并马上用这种'语言'来沟通。比如，当我和主管交流时，以下几点我很清楚：他只对数据和事实感兴趣，这就是说，我得直奔主题，撇开所有的个人情绪。一旦他掌握了所有的重要信息，我就可以说出自己的观点。当我有一个想法，并坦率直截地说出这个想法时，他通常会做出积极的反应，接受我的建议。我要注意怎样做更有效。当我发现某一种形式他乐于接受，那么我就用这种形式表达自己的想法。我还发现，他很有前瞻性，注重未来，那么当我说一件事时，尽可能积极并且强调未来的趋势。我还留意，当我适应他的音量和语速时，谈话效果特别理想，也就是说我要尽量模仿他。当我这样去适应他时，我们之间产生了同感。这一点他虽然没有意识到，可是他的下意识却反应积极，所以我跟他处得很好，相信我们能够彼此理解。"撒莱听得很有兴致，回应说："我也努力让他满意，让自己适应他，可是总有些问题。"

"这并不是说做事要合他的心意，"玛瑞说，"而是去观察他，分析他，然后去应用，这一切他并不知晓。我愿意告诉你一些小秘密，当你懂得该关注什么时，就会发现区别。"

你自己的故事

上面所讲的故事不止是玛瑞和撒莱的事，很可能就是你自己。你心中有答案——你愿意做玛瑞还是撒莱？前者是一个小小的超感者，她"搞定"了自己的上司。玛瑞下决心要更加专注，发现倾听对方说话多么重要，发现了诸多细节，很有智慧地学以致用。这一切你同样能掌握，给自己一个惊喜，开始探索你的五大感觉奥秘，开始你的发现之旅吧！

面对成功，我们不能追逐，而是要迎头赶上。

马努埃尔·郝瑞特

听觉，听力的恩赐

人类有了听觉，能做到很多奇妙的事。我们的耳朵一直是开着而不是关着的。

从一出生，大脑就开始把声音同具体的人、动物或场景联系起来，区分不同的声音，比如听到狗叫会想到某一种狗。除了听到一般常见的声音，大脑还有警示功能。比如走在大街上，汽车喇叭的声音会提醒我们远离车辆，闲暇时放松的音乐能帮助身体休息。

听觉的实现需要很多因素介入：声音传导到鼓膜后，经过锤骨、砧骨、镫骨到达内耳。在这里，声音节奏引起耳内的液体摆动，刺激听毛细胞，产生生物电流信号传到大脑。只要任何一个环节缺位，都会出现听力下降甚至耳聋。

听觉跟感官操控有什么关系？你最近一次毫无偏见地、有意识地倾听别人说话是什么时候？你是否曾经完全误解了别人的意思？大多数人认为自己是个不错的倾听者。没有认真倾听，也就不会有真正的对话。大多数人也认为自己清楚明白地表达了自己的请求和愿望。我要告诉你的是，倾听的意义远远超出了你的了解，别人要表达的事实以及对此的理解，大大依赖于倾听者本人的理解能力和意愿。

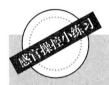

　　请几个朋友、同事或亲戚到家里来，大家围成一个圆圈坐下。最好有五个以上的人参加，这五个人就是这次练习的试验人员。

　　这个练习非常简单，可以清晰地反映人们倾听的不同方面。

　　你先想出一个小故事，大概由几句话组成。现在开始"耳语"：你悄悄地把这个故事告诉其中的一个人，注意不要让其他人听到，接下来这个人继续悄声讲给他身边的那个人，依此类推，最后一个人要站起来大声把这个故事复述一遍。现在比较一下，故事的内容是否有变化？你的讲述是否被原原本本地传递下去？

　　在这个练习中，每个人都说出了自己理解的内容，即便这样，最后故事的版本依然有很大出入。这与人们倾听的方式有很大关系。

　　小贴士：请仔细阅读本章的内容。

　　如果你身边的人没有读过这本书，你可以拣重点跟他们讲讲，然后再做一遍这个练习。结果一定让你大跌眼镜！

很多人能说会道，但关键还得看别人是否有意识并感同身受地去听。你觉得自己是一个很好的倾听者吗？好的倾听者应当具备什么特质？在开始这个话题之前，请你来自我检测一下，想想自己是否具有以及如何掌握倾听的艺术。

我是一个优秀的倾听者吗？

读一遍下面的短文（注意只读一遍），然后迅速做后面的选择题，每道题不要考虑太长时间（答案在后面）。

短文如下：

教练没有让一位球员参加一场重要的比赛。接下来这名球员离开了球队，其他队员觉得很可惜，因为大家公认他很优秀。接下来大家讨论是否要召他归队。

教练拒绝这名球员参赛。

对□　　错□　　不确定□

这名球员很恼火，离开了球队。

对□　　错□　　不确定□

他离开是因为没有让他上场。

对□　　错□　　不确定□

球队对他的离开表示惋惜。

对□　　错□　　　不确定□

其他球员商量是否要针对教练的做法采取一些行动。

对□　　错□　　　不确定□

球员们跟这名球员聊天。

对□　　错□　　　不确定□

教练没有参与大家的讨论。

对□　　错□　　　不确定□

这里涉及一名非常受欢迎的球员。

对□　　错□　　　不确定□

教练解聘了球员。

对□　　错□　　　不确定□

这名球员受人尊敬，大家在商量该不该做些什么。

对□　　错□　　　不确定□

答案

教练拒绝这名球员参赛。

对□   *错*□   *不确定* ☑

这名球员很恼火，离开了球队。

对□   *错*□   *不确定* ☑

他离开是因为没有让他上场。

对□   *错*□   *不确定* ☑

球队对他的离开表示惋惜。

对 ☑   *错*□   *不确定*□

其他球员商量是否要针对教练的做法采取一些行动。

对□   *错*□   *不确定* ☑

球员们跟这名球员聊天。

对□   *错*□   *不确定* ☑

教练没有参与大家的讨论。

对□   *错*□   *不确定* ☑

这里涉及一名非常受欢迎的球员。

对□   *错*□   *不确定* ☑

教练解聘了球员。

对□　　错☑　　不确定□

这名球员受人尊敬，大家在商量该不该做些什么。

对☑　　错□　　不确定□

听觉的魔力环

有人曾经上过"学会倾听"培训班吗？多半没有吧。但"学会表达"这种班肯定有不少人参加过。职场上，语言表达能力很重要，这毋庸置疑。但有一点常常被人们忽视，如果不懂倾听，别人说得再好也没用，再高超的修辞技巧也派不上用场。

人人都会听，问题是该如何去听。

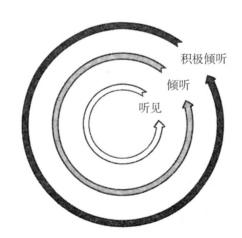

这个图显示，听包含不同的层次。环形图最里面的称之为听见，就是指声音引起我们的注意。第二个环称为倾听，这表示听话者虽然听见了别人说话，却不花心思去思考别人想表达什么意思。最外面的是仔细倾听，指的是"积极倾听"的艺术。

下面我们要探讨一下各个环形的意义。

听见

听却听不进去是说一个人在谈话过程中只顾忙自己的，别人的话如同耳旁风。表面上虽然听见了对方说的话，却不跟着谈话的思路走。如果对方突然提出一个问题，他肯定回答不上来，因为他根本没注意对方说了什么，脑子里只想着自己的事。这样的人只等着对方停下来，自己好开始说话。这种人会利用巧妙的言辞来掩饰他们根本没用心听。

A：昨天我去看了施林格塞夫的新作品，刚开始我有点看不懂情节，中场休息后……

B：我知道，上次我看话剧是在春天，当时……

还有一种可能，听话者如同一个机器人，面带微笑，只说一些诸如"是的""不""没错"等表示赞同或否定的话。这时不容易看出对方心不在焉。

不少人有选择地听别人说话，只听进去他们喜欢的内容。比如，当谈话气氛很好的时候，他们愿意听进去（"谢谢你昨天帮我收拾东西。"），而一旦说到不好的事时，他们的脑子就开小差，只关注自己的事了（"为什么你又忘了把垃圾拿下去，我跟你说很多次了，这事很重要！"）。

倾听

从内向外第二个环代表谈话一方虽然在听，可是并不去思考说话者到底想说什么。他听别人说话时，给说话一方的印象是他听得很专心，但事实上他已经"身处九霄云外"。

另外一种形式是消极倾听。这里听者虽然在用心听，可是从不打断说话者，虽然在听，可是几乎没有任何反应，这时说话者经常不清楚他的话是否引起了别人的注意。对于很多人来说，消极的倾听者很容易误导别人，有时说话者只顾说自己的事，听者偶尔的一声"哦""嗯"等也不会干扰他。

积极倾听

最外面的一个环代表积极的倾听，包含倾听的艺术。积极倾听意味着，听话者很投入地关注对方说的话，不仅注意内容，还留意对方说话的语调和插入语。说话者因此知道，此时此刻自己说的话很受重视，引起了关注。

积极的倾听是指听者给予说话者最大限度的关注，以建立对方的信任。听者非常谨慎自己的言辞，尽量避免按自己的意思去解释对方说的话。若有不清楚的地方，尝试把对方说的话总结一下，或者干脆直接提出疑问。如此积极的参与，使得听者很受鼓励，乐意继续说下去。

　　这样的谈话进行得十分流畅，很少有误解。下面我们要谈谈如何做到积极倾听的技巧。

积极倾听的技巧

斟酌	"你觉得哪一个更糟糕：情绪负重还是加班？"
询问	"你说完后，玛瑞没反应吗？"
改写	对于刚才的陈述用自己的话复述一遍。
解释	"你说你当时应该立刻做出回应，是在同一天还是事后？"
"咬文嚼字"	说出对方的感受和情绪。 "那会儿你让自己很伤心，是吗？"
引导	"然后上司开始找话说，他当时什么表现？"
总结	把听到的内容用简短的话总结出来："下次如果遇到这样的情况，你是不是再也不给撒莱打电话了？"

　　下次和人聊天时，你试着用一下这些技巧，你一定会有全新的经历。稍加练习，会让周围的人对你产生好感，你将是一个出色的倾诉对象。

超感原则指导下交流的要点：

想别人所想

　　听别人说话的同时，设身处地地和对方一起思考，注意不要随己意去解读别人的话。同步思考是实现有效沟通的基础。

以对方为基准

以对方为基准很重要，因为这样听者才能进入说话者的状态，传递出愿意交谈的信号。你要参与到对话中去！

有先有后

要注意听和说的节奏，因为打断别人说话很影响交流。给对方时间完整表达自己的想法，必要时你可以稍微休息一下，有时对方还需要一些时间才能把话说明白。

宽容

欣赏对方，让他感觉到听者本人已进入对话，对于他所说的，表示尊重。

专心

一定要专心，所有的感觉都要围绕说话者，积极参与，留意对方的语调、语速和用词。

生动

关注对方说的话，积极参与谈话，从而使交流变得生动。适应说话者，模仿他，推动谈话。

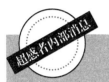

超感者内部消息

在舞台上，面对一个观众，我一听一看，就能获得关于他的基本信息。积极倾听会让这些信息更具体，不仅要听对方说什么，还要注意对方是怎么说的。

他声音如何，低沉、高亢、有力、微弱、放松、费力？

语速是快还是慢，说普通话还是方言？

他用怎样的词汇？用词的数量和质量怎么样？

他如何强调某些词语？

超感者在听别人说话时，不止是听内容，更多的是透过内容找信息，找说话者有意或无意释放的信息。

你可以随时随地练习。

根据不同的声音特质，可以推断出说话者的性格特征：

自信：声音有力，放松

坦诚：常常自然流露出方言的痕迹，用词随意，呼吸自然

害羞：声音平缓，没有重音

害怕：呼吸无力，极力吸气，有头音

拘谨：发音不清晰，说话不自然

尽可能多地收集说话者的信息，这样会帮助你更加准确、客观

地评价他们。

听别人说话时，把听到的内容和他无意识释放的信息做比较。

模糊的信息

上文提到过，玛瑞的秘密就是她懂得如何积极倾听，如何对谈话释放正面的影响。交流涉及两个人——信息的发出者和接收者，玛瑞作为信息的发出者时可以影响对方的接受，这个秘密她得手把手地教撒莱，因为撒莱不知道如何发出信息，以使新上司顺利接收到。

沟通意味着思想和信息从一个人传递到另一个人或一些人，目的是实现两者或多个人之间的彼此理解。

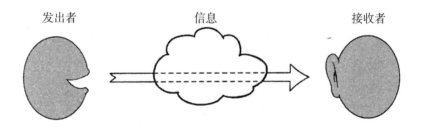

发出者　　　　　　　信息　　　　　　　接收者

上图演示了信息在发出者和接收者之间传递的过程，这中间可能出现干扰因素，使得交流困难甚至停止。我们把这些干扰因素称为"迷雾"，它们给原来的信息蒙上了一层面纱，这些"迷雾"多种多样。

噪音会干扰人与人之间的沟通。接收者不明白发出者的意思，因为周围的环境太吵了。接收者听不懂发出者使用的陌生词汇，也会使双方交流不畅。双方不同的语言水平也会有影响。跟小孩说话时，人们自然要降低语言层次，这样孩子才能听懂。信息发出者要去适应接收者。孩子认为合乎逻辑的话，在大人的交谈中却未必如此。

信息发出者在交流过程中负有很大责任。他要尽可能保证自己说的话不受任何干扰地达到听者那里。如果对方听不懂，那么他要重新表述，使对方明白。

信息发出者负责让信息准确易懂地达到接收者。如果对方不明白，那么责任多在发出者身上。

到目前为止，很多书都把责任归结到发出者身上。作为说话者，其实很难总是找到适合听者的语言，除非他能先知先觉。但的确有一些技巧能够帮助信息到达"会听"的耳，这正是超感者一直在努力的工作。具体内容将在下一节展开。

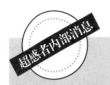

超感者与人沟通的艺术首要是关注听者和说者之间的关系。这里，"同感"发挥重要作用。如果谈话双方彼此产生好感，那么信息很容易传递。如果双方的关系合拍，那么即使有些信息表达得不甚清楚，也很容易彼此理解——因为听者能从双方所处的关系出发做出回应。

双方关系的层次决定了沟通内容的层次！

即使别人对我很有好感，我和他的关系也很合拍，可是我发现在某些时候依然不能达到我想要的效果。所以，为了保证信息精确并且合乎目标地传递，这里面一定大有文章可做。

出于这个原因，我研究了交流模式，最优的是四耳模式，除了考虑交流过程中的关系层次，还有其他三个层次不容忽视。

耳朵的奇迹

哪一只耳朵是你最钟爱的？

人们都知道，交流是一种强大的武器。人人都拥有交流的能力，可是只有少数人发挥了它全部的威力。因为大部分人不知道，借助于训练，人们可以更有效地沟通，并且使谈话朝着自己希望的方向进行。

我们说了一件事，别人却误解了，这样的事生活中屡见不鲜，由此矛盾冲突也就产生了。下面的场景想必谁都不陌生。丈夫和妻子晚上坐在客厅，突然丈夫说："地毯上有个地方很脏。"妻子马上火冒三丈："你看不顺眼的话自己动手去弄干净！"

沟通心理学上的四耳模型可以解释上述情形：每一条信息包含四个层

次的内容。"地毯上有个地方很脏。"这句话从说话者角度有四个层次的内容，同样在接收者这一方看来也有四个层次，也就是说他用"四只耳朵"来接收和理解信息。

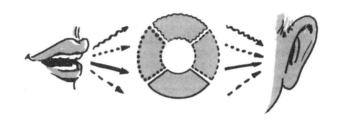

就信息的事实层面来看，信息发出者表达数据和事实。就显明自己层面看，信息发出者通过说出一个信息要告诉别人有关自己的一些情况。就关系层面看，指的是信息发出者和接收者之间的关系以及发出者对于接收者的看法，这里用词、语调、表情等均发挥作用。就期待层面看，指的是信息发出者的目的以及他对信息接收者的期待，或者要求接收者去做些什么。

在这个例子中，丈夫的话包含四个层面：

事实——"我看到一块黑东西。"（我想要说的话。）

显明自己——"我不知道这块黑东西是什么。"（我想要弄清楚。）

关系——"你可能知道它是什么。"（我对你的看法。）

期待——"告诉我它到底是什么东西。"（我希望从你那里得到反馈。）

从妻子的角度看，同样包含四个层面，也就是说她用四只耳朵来接收和理解信息。

事实——"他看到一块黑东西。"（我要知道这个事实。）

显明自己——"我打扫卫生时经常这样不彻底。"（我要弄清楚是怎么回事。）

关系——"他觉得我不是一个称职的太太。"（他对我的看法。）

期待——"以后我得注意，地毯多打扫几次，这样家里就彻底干净了。"（他希望我这样回应。）

这个例子告诉我们误解和误会是怎么产生的。为了使沟通顺畅，人们应当识别对方喜欢哪一只耳朵，这样可以投其所好去表达意思，而不至于产生误解。

一个人喜欢用哪只耳朵听，这决定了他收到哪个层面的信息，也决定了他如何理解所听到的信息，所以同一句话不同的人听见，每个人的理解不尽相同。如果一个人喜欢用"事实耳朵"来听，那么当他听到一句话时，他会思考这句话是真还是假，是对还是错，这句话对他本人是否重要，他是否要补充一些相关信息。如果他习惯用"关系耳朵"来听，那么他常常考虑到自己是否被轻视、被欣赏、被尊重或者被约束。

如果一个人经常喜欢用"显明自己的耳朵"来听，那么他作为信息接收者会常常关注信息发出者本人的情况。而一个习惯用"期待耳朵"去听的人，会注意思考自己该怎么做，怎么想，或者怎么去感受。

不管有多努力，信息发出者也很难预知信息如何被接收。这需要不断历练，而且双方越熟悉，就越容易知道对方爱用哪一只耳朵。

用哪一只耳朵你听得最好？你的孩子、配偶和朋友们习惯用哪一只耳朵？请在下面的练习中找到答案，让自己成为一个倾听者。

四耳练习

阅读下面的场景，想一想，妻子不同的耳朵会听出哪些信息。

一对夫妻驾车去购物，妻子开车，丈夫坐在副驾驶位置上。突然丈夫对妻子说："前面绿灯！"

事实—— _____

显明自己—— _____

关系—— _____

期待—— _____

可能的答案

事实——灯变绿了。

显明自己——我开车不太安全。

关系——你总是不注意。

期待——快开过去吧，我还有急事呢。

为了帮助我们更多地了解别人，听者被分成几种不同的类型。通过练习，我们很容易识别谈话对象是哪种类型。

客观型

这类人注重事实，就事论事，不考虑其他层次的内容。

感性型

这类人习惯从别人的话语中联系到自己，别人的反应对自己影响很大。

敏感型

这类人很关注交谈双方的关系，容易受伤，急于保护自己，也会伤到别人。

行动导向型

这类人关注别人话语中的愿望和要求，愿意帮助别人，行动积极，做事麻利。

不了解你的交流对象，那么很难判断他们会做何反应。你最好尽可能表达清楚，避免模棱两可。作为听者，若有拿不准的地方，应当及时发问，避免产生误会。

事实层面：

信息发出者传递的数据和事实必须表达清楚，易于接受。

信息接收者带着一只"事实耳朵",他关注对方说的话是真是假,信息是否充分,是否还需补充其他信息。

谈话双方如果很熟悉,那么彼此交流的事实多半清晰明了,无须过多解释。

显明自己层面:

每一条信息都暗含着说话者本人的特征,他目前在忙什么,他担当什么角色。说话者有意无意地在彰显自己是一个什么样的人。每一条信息都和说话者的个性有关系。

习惯用"显明自己的耳朵"的信息接收者关注别人说话的时候,哪些信息是关于说话者本人的,并加以分析和解读。对方要告诉我什么呢?他怎么样?情绪好吗?

关系层面:

说话者给出的信息侧重双方所处的关系。说话者的用词、音调和肢体语言都能体现他对听者的看法和评价,比如尊重、冷漠、祝愿、轻视,等等。

习惯用"关系耳朵"来听的人往往喜欢一探究竟,能感受到自己是否被接受、被轻视、被尊重或者被约束。

期待层面:

说话就会带来影响。从期待层面看,说话者希望能促使听者行动起来。努力去影响别人，或明或暗，可以通过一个请求，也可以通过一个手段。

习惯用"期待耳朵"去听的人常常问自己："我现在该做些什么，该想些什么？"

在舞台上，我如何在最短的时间里认识观众，了解他们的性格？

超感者不仅要练习预知，还要学习"预听"。"显而易见"这个词表明眼睛常常被欺骗，外表经常并不代表事实的真相。

借助耳朵，我们可以更好地了解别人的感受和情绪。现在如何开启你的天分，从声音上识别别人的情绪呢？

美国的研究人员发现，肌肉训练对于提高人们根据音色来识别情绪的能力很有帮助。一个人肌肉训练的经验越丰富，越早开始训练肌肉，那么他的神经系统越发达，越能从语言上识别情绪。

在我的舞台表演中，为了完成三十秒检测，在跟嘉宾第一次接触时，我给自己运用了一套特别的系统。这个系统其中的一部分是对嘉宾的声音做出反应。一开始时，我会问他的名字。他说自己名字时的方式就能泄露给我很多信息！

有的人说自己名字时声音很小，畏畏缩缩，这些人我把他们归为害羞、拘谨、不自信的人。而那些充满自豪和活力说出自己名字的人，在我看来更有自我意识，更加外向，而我也会特别留意这样的人，因为他们很可能比较自私和以自我为中心。

自私和以自我为中心的人对舞台表演可能有不好的影响，他们常常不认真听，因为他们忙于关注自己的表现，他们认为交流的重心是"我"，而不是"我们"。

当我问"请问您怎么称呼"时，有人会直接回答自己的名，而不说姓，那么这是一个信号，表达友善和信任，也可能他周围的人习惯用名而不用姓来打招呼。而有的人会只说出自己的姓，不说名字，我认为通常这样的人很谨慎，或者家庭出身很有教养。在我看来，当我"处心积虑"去分析别人，而他们并没有意识到时，这是非常好玩的时刻。单单通过说出名字这一环节，我就顺利完成了三十秒检测的第一阶段，对别人性格的分析暂告一段落。

在以后的章节中你会发现三十秒检测的其他细节和内容。

认知类型

每个人说话的方式不同，如果你用心听，你会发现每个人有不同的语速、音量和语调。我们的大脑能够通过不同的渠道来加工信息。感官感受到的印象被接收后，进一步被协调和存储，这样大脑形成认知。根据每个人接收信息的不同方式，人们可分为视觉型、听觉型和动觉型。无论是通过眼睛，还是通过耳朵，或是通过感觉，形成的认知是极其重要的。多数人是混合类型，而不是单一类型。

如何借助倾听来识别一个人是哪种类型，然后去适应他？这得听这个人口中所出的话。话里话外，告诉我们他的经历到底是怎么回事，请看下面的例子。

第一部分：我是什么类型？

下面的测试两个人一起做效果最好。一个人说出一个概念，另一个人在纸上写下他听到这个概念会想到些什么。

下面的表格请你划勾。

这里特别重要的是要注意"内在的练习"，就是你的第一反应。下面这些概念是以形象呈现在你脑海，还是声音，或者是感觉？

	看	听	感觉
风			
星星			
铁轨			
咖啡			
雷电			
树			
雨			
玫瑰			
孩子			
学习			
闲暇时间			
瀑布			
天空			
郁金香			
巴黎			
爱			

酒厂			
狮子			
鞋			
落地灯			
棕榈			
蜥蜴			
喷壶			
电视			
收音机			

如果谈话时认真听别人说话，注意他的用词，那么就能看出来他是如何认识和看待周围的世界的。如果你想知道一个人是哪种认知类型，一定要特别关注他说话时习惯用什么词汇。一个视觉型认知的人经常说"漂亮""明亮""表面上""清晰""透明""图画"等诸如此类的词；而听觉型认知的人习惯用"问""低语""呼喊""听上去""音乐""声音"和"吧吧嗒嗒"等；动觉认知型的人很多时候使用"关联""坚硬""疲惫""粗糙""温柔"，等等。

视觉型	听觉型	动觉型
看	大声	触摸
清楚	小声	包扎
明朗	听	感觉
看上去	低语	感到
图画	询问	对待

黄蓝等各种颜色	发出吧嗒声	有皱纹
发光	嗡嗡响	新鲜
透明	嘶叫	平滑
敞开	狗叫	拿到手
揭示	喊叫	联系
描写	叹息	拥抱
有棱有角	无声	疲惫
显然	赞同	提取
看不见	听上去不错	激烈

下次跟人聊天的时候不妨注意一下对方的用词，试着把他的用词分类。大部分人是混合型，偏好一或两种认知类型。当很多人谈论共同经历的一件事时，他们说的话很可能不一样，区别在于他们是哪种认知类型的。

第二部分：我是哪种类型？

浏览一下下面的几组概念、词语和句子，不要过多思考，选出最适合你的。

1.

A：多姿多彩

B：大声

C：温柔

2.

A：发光

B：沙沙作响

C：睡觉

3.

A：偷听

B：表明

C：经历

4.

A：平滑

B：尖叫

C：透明

5.

A：大声，刺耳

B：漆黑，清楚

C：新鲜，起皱

6.

A：敲击，断裂

B：旋转，悬挂

C：绿色，红色

7.

A：未来看上去很不错。

B：感觉未来还不错。

C：未来听上去挺不错。

8.

A：你的主意我喜欢，听上去很棒。

B：你的主意我喜欢，我看清了你的意思。

C：你的主意听上去不错，我理解你想说什么。

9.

A：这听上去很好。

B：感觉这个很不错。

C：这看上去很好。

10.

A：你的主意不中听。

B：我看不到你的主意会成功。

C：你的主意没有让我感到温暖。

11.

A：我打算一直等到雾散了。

B：我打算等到一切又恢复和谐了。

C：我打算等到压力变小了。

12.

A：我一听就知道妈妈又生气了。

B：我感觉到妈妈又生气了。

C：我看到妈妈又生气了。

13.

你跟顾客谈一个新产品。

A：让我给你解释一下这个东西有哪些优点。

B：让我指给你看看这个东西有哪些优点。

C：让我给你演示一下这个东西有哪些优点。

14.

你犯了一个错误，很担心后果。

A：现在我得面对别人的流言飞语了。

B：现在我又引起别人的关注了。

C：现在我得自己承担后果了。

15.

你买了一套新房子，现在跟朋友聊房子的事。你最想说什么？

A：窗外能看见山，这实在很美。

B：附近有小溪潺潺，让人心里平静。

C：周围非常安静，这太棒了。

　　把你选的结果填到下面的表格里，算算你得了几分，这样就能知道你趋向哪种认知类型了。

	视觉型	听觉型	动觉型
1	A	B	C
2	A	B	C
3	B	A	C
4	C	B	A
5	B	A	C
6	C	A	B
7	A	C	B
8	B	C	A
9	C	A	B
10	B	A	C
11	A	B	C
12	C	A	B
13	B	A	C
14	B	A	C
15	A	B	C
总分			

训练提升好感

> 通过训练倾听可以提升你的魅力，使人更容易对你产生好感。
>
> 每个人都喜欢别人真诚专注地听自己说话。如果你用心听一个人说话，那么他将很自然地视你为容易结交的人，甚至他会因此对你有很高的评价，把你当作一个理想的倾诉对象。也许你无须多说什么，关键就在于用心去聆听。聆听是一种艺术，它能让你变得更加有魅力。

当谈话双方产生了好感，那么他们的交流将进行得非常愉快。如果你知道如何去制造好感，那么当对方不是那么招人喜欢时，你俩的谈话会怎么样呢？会朝好的方向发展吗？很多时候人们很清楚，大家彼此没有好感，所以谈话索然无味。既然这样，如果我们懂得如何去施加正面影响，使双方产生好感，那么这将使局面改观！

一个人是否对别人产生好感，或者他本人是否让别人有好感，这取决于多种因素。其中很多方面是可以训练并学会的。

- **共同点：**

两个人拥有的共同点越多，就越容易产生好感。

- **适当的距离：**

两个人身体所处的距离恰当，也容易彼此有好感。

- **积极活动：**

人们大多喜欢积极活动的人。

- **社会交往：**

付出和给予互相平衡，也会有助于两人之间的关系变得更靠近。

- **与美好的事物有关联：**

我们喜欢那些让人很容易联想到美好和释放正能量的人。

- **互有好感**

我们常常喜欢那些喜欢我们的人。

或许你已经发现，你身边的朋友往往多多少少和你有相似之处。这不是古老的石器时代的残余，那时的人单单跟自己部落或家族的人在一起，一切与自己不同的人或动物都意味着危险。

今天，很多相似的人容易聚在一起，因为大家有很多共同语言，有相同的爱好，可以分享很多东西。人的下意识也认可这种相似性，对于相似的行为产生积极的反应。所以，当一个谈话对象听上去跟你很类似时，你的下意识很会容易识别出来，并且让你对他产生好感。

原则上有很多方法识别一个人的认知类型。后面几章将带你走近超感者的工作。超感者、治疗师、咨询师和教练，他们在跟顾客交流时，听得非常仔细，以便找出顾客的类型，模仿顾客，建立信任和取得好感。为了在言语层面制造好感，人们要使用适合对方的词语。或许对面这个人并没有意识到这些，但是他的下意识一定会做出积极的反应。

如果你已经知道了对方的认知类型，那么跟他谈话时，你要尽可能多地使用符合他认知类型的词语，也就是你要模仿他的用词。他未必能意识到你这么做，但是这样做会使交流更放松和融洽，你会看到意想不到的效果。

在《视觉的奥秘》这一章，我将介绍几种方法，告诉你如何通过观察眼睛和面部来识别人的类型，帮助你做一个小小的"先知"。

赢得好感是一种能力，它使我们参与到别人的感觉中。

如果破坏了这种好感，那么人们会变得冷酷无情。

约翰·拉斯金

【译者注：约翰·拉斯金，英国作家、艺术家、艺术评论家 。1843年，他因《现代画家》一书而成名，他的作品使他成为维多利亚时代艺术趣味的代言人。】

如果舞台上的一个嘉宾觉得不舒服，他不明白我的引导，或者我发现接下来的试验不太可靠，他开始紧张，这个时候我会使用"模仿"的技巧，以促使嘉宾进入状态，赢得他对我的信任。

特别管用的一招是模仿他的呼吸，也就是跟他用一个频率呼气和吸气。如果我们处于同一个频率，那么我们之间很容易建立良好的关系。从声音上模仿，就是去适应对方说话的音量、声调和语速。

人体过滤器

我们假设，在某个村子里发生了一件很轰动的丑闻。这件事在不同的村民口中有不同的说法。牧师讲述这件事肯定和老师不同，而磨坊店老板和村妇，警察和小孩，每个人讲述的都不一样。一个故事，多个版本。

当你给别人讲一个笑话听时，他大笑不止，而另一人却觉得这个笑话一点也不好笑。一个人笑弯了腰，而另一个人却面无表情，好像他已经听了无数遍这个笑话。

情况就是这样。

因为我们的意识只能处理一部分的信息，剩下的信息被删除了。正如每个人有自己不同的"最爱的耳朵"一样，每个人也有自己不同的过滤器。那些对我们很重要的信息经过过滤后被留下来，形成我们的认知。

如果你想知道身边的人是什么行为模式，带着怎样的过滤器，那么通过认真倾听和有针对性的提问，你可以获得非常有价值的信息。这些信息甚至能帮助你预知一些事情。过滤器分很多种，下面你将了解一些重要的种类。

走近—离开

这种过滤器跟动机有关，比较容易看出来。带有这种过滤器的人追求他想要的东西。这种人经常向别人讲述，他缺少些什么，他想得到什么或者他打算要做的事情。

问题："这情况引领你做些事情还是你打算绕开它？"

"你想改变什么？"

内部—外部

这种过滤器决定了一个人做事的结局如何被评价。如果一个人的过滤器是"内部型"，那么他不会介意别人怎么看自己。他下结论的根据就是自己的眼光，完全不去考虑别人怎么看。而拥有"外部型"过滤器的人非常看重别人的评价，也就是说，他评判的尺度来自外部，他常常有不确定感。

问题："当你做决定时，你主要是从自己出发还是看重别人的观点？"

"你做事是为了让自己满意，还是要问问朋友的看法？"

主动出击—积极防御

这种类型的过滤器告诉我们一个人反应是否迅速，在特定情况下行动是否及时。一个"主动出击"的人紧盯目标，做事快，从不等待。他目标明确，成竹在胸，清楚下一个新的任务。而一个"积极防御"的人做事喜欢顺其自然，只在必要的时候才行动，很少积极出手。

问题："你是主动去做事，还是等着机会出现再行动？"

"你喜欢凡事采取主动吗？"

相同—区别

当人们拿几个东西去比较时，有的人喜欢找共同点，而有的人却喜欢寻找差异。当我们问一些人都做了哪些工作时，有的人回答说"其实之前的几份工作都差不多"，而有的人会详细说明几份工作的不同之处。

问题："请对比一下你现在的女朋友和前任女朋友。"

"当你走进一个完全陌生的房间，哪些地方会吸引你的目光？跟你自己的房间存在共同之处还是不同之处？"

过去—现在—未来

不同的时间立足点，对我们接收的信息有很大影响。如果一个人是"过去"导向型的，那么那些有关未来的信息经常被漏掉或删除。而那些关注未来的人，经常做计划。看重当下的人往往不关心有关过去的信息。

问题："规划未来，对你来说重要吗？"

"你思考和行动的时间立足点是什么，为什么？"

判断—接受

你肯定注意到，对于一件事人们常常有不同的看法。有的人习惯给出判断，他们会做出好坏对错的结论。有的人很少做出评判，习惯凡事不加判断地接受。

问题："你怎么看里奥刚才说的事？"

"你喜欢对事做出判断还是喜欢凡事顺其自然地接受？"

全局—细节

在职场上很容易看出大家有哪种类型的过滤器。开会时有的同事习惯搞清楚细节，有的人喜欢在了解细节之前先弄明白全局。

问题："当我们讨论一个新的项目时，什么对你更重要：是先关注概况还是直接进入细节？"

"当你做计划时，你是先规划全局，再进入具体步骤还是正好相反？"

不管是哪种过滤器，并没有好坏之分，它只是构成一个人的认知模式。当你清楚对方的过滤器，你就可以预先知道一些情况。因为你已经明白哪些信息对方会接受，哪些他不接受。还有一点很重要，过滤器会随着情况的改变而变化。有的人工作的时候是一种过滤器，而在家里则是另一种过滤器。过滤器是自然而然地起作用，所以有时候并不容易看出来。

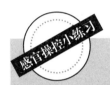

要想搞清楚自己的过滤器，建议你用心观察自己几天，关注你自己说的话。如果你清楚自己和谈话对象的过滤器，那么你可以有针对性地留意你们双方所说的话，以便更好地了解对方。

做一下下面的练习吧，找一个对象，看看他是哪种过滤器。

练习

这个人的过滤器是什么类型?

下面有两段访谈，看看谈话双方分别是什么过滤器。

小贴士：读一下这个访谈，仔细分析一下，看看有哪些过滤器。

第一部分

维奥拉跟她一个朋友聊起撒莱。

维奥拉：知道吗？撒莱怀孕了，上个月她和老公搬了新家。

朋友：真的吗？这事我还真不知道。几个月了？

维奥拉：我猜也就刚刚三个月，还不太看得出来。他们的新家很漂亮，当我走进去的时候大吃一惊，窗帘特别美，他们家的沙发跟我们家一样。

朋友：你也打算搬家吗？

维奥拉：我想搬，但是不知道得等到什么时候。以后我要住一个九十平方米带阳台的房子，我可不想再住那个蜗牛房了。

朋友：你见她老公了吗？那人不太礼貌，你不觉得吗？

维奥拉：见了，他也在家。不过随他去吧，不能什么事都较真。

你发现了哪些过滤器？

____

____

第一部分的答案

维奥拉：知道吗？撒莱怀孕了，上个月她和老公搬了新家。

朋友：真的吗？这事我还真不知道。几个月了？

维奥拉：我猜也就刚刚三个月，还不太看得出来。他们的新家很漂亮，当我走进去的时候大吃一惊，窗帘特别美（细节），他们家的沙发跟我们家一样（相同点）。

朋友：你也打算搬家吗？

维奥拉：我想搬，但是不知道得等到什么时候（相对积极防御）。以后我要住一个九十平方米带阳台的房子，我可不想再住那个蜗牛房了（离开）。

朋友：你见她老公了吗？那人不太礼貌（做出判断），你不觉得吗(外部)？

维奥拉：见了，他也在家。不过随他去吧（接受），不能什么事都较真。

练习

第二部分：

马里奥参加面试。

主管：你为什么想要这份工作?

马里奥：独立工作一直是我的目标。我想积累更多的经验，迎接更大的挑战。

主管：为什么你那么看重独立工作?

马里奥：因为我可以独自承担责任，灵活自主地做事。

主管：对于你自己完成的工作，你如何去界定这项工作是成功的?

马里奥：首先我自己要对结果满意，只有我自己满意了，我才能相信别人也觉得ok。

主管：假设你带领一个团队，开始一个新的项目。从你的角度，你认为顺利完成项目最重要的因素是哪些?

马里奥：我认为很重要的一点是凝聚团队。我会定期开会，让每个成员知道我们的目标和实现目标的途径。然后给每个成员分配任务，让大家明确知道自己的职责。

主管：谢谢你!

你发现了哪些过滤器?

_____

_____

第二部分的答案

马里奥参加面试。

主管：你为什么想要这份工作？

马里奥：独立工作一直是我的目标。我想积累更多的经验，迎接更大的挑战（走近，积极出击）。

主管：为什么你那么看重独立工作？

马里奥：因为我可以独自承担责任（内部），灵活自主地做事。

主管：对于你自己完成的工作，你如何去界定这项工作是成功的？

马里奥：首先我自己要对结果满意（内部），只有我自己满意了，我才能相信别人也觉得ok。

主管：假设你带领一个团队，开始一个新的项目。从你的角度，你认为顺利完成项目最重要的因素是哪些？

马里奥：我认为很重要的一点是凝聚团队。我会定期开会，让每个成员知道我们的目标和实现目标的途径(概括)。然后给每个成员分配任务，让大家明确知道自己的职责（细节）。

主管：谢谢你！

神奇的话语

除了上文说到的过滤器，还有一些特别的用词，一些经常被大家挂在嘴边的词语，会"泄露"说话者的秘密，但是这些词语常常被人忽视。当你留意这些词语，你会更容易抓住别人说话的关键内容。同样，如果你自己能有意识地灵活运用这些词语，就可以使你的表达更准确。

但是

"但是"这个词在句子中常常出现，它能否定句子前面的内容。超感者也是通过"但是"来否定前面的内容，让大家注意"但是"后面的内容。例如，"这束花很漂亮，但是下次不要这么破费了"。这里的"但是"就是要排斥句子前面的内容，希望听者注意句子后面的内容："下次不要破费"。所以如果你的本意是强调花好看，那么就不要用"但是"，这样才能表达你原本的意思，或者有的时候用"和""而且""并且"等来代替"但是"。

不

"不"这个词经常出现，可是很多时候它的作用却适得其反。一个著名的例子就是"现在请不要去想带有黄色斑点的浅绿色大象"。所有听到这句话并且根本没有想大象的人，我要向你们表示祝贺！大部分人的脑海里会浮现大象的样子。我们的下意识不理会"不"，所以这句话给人的信息就变成："现在请想象一下带有黄色斑点的浅绿色大象"。如果有人说"我不想再抽一根烟"，我们的下意识会如何理解呢？正好相反，"我想多抽一根烟"，这句话使戒烟行动变得更难了。

原本

"原本"这个词的使用频率很高。"原本我不想出去""这事我原本昨天就想解决的""原本我挺满意的"。"原本"这个词本身不表达什么意思，如果非要给它加一个意思，那么它表示没有下决心，没有结论。也就是说，说话者不想表明自己的态度，他还没有定论。以后当有人说"原本我不想要这个"时，你要问清楚他到底是什么意思。

只要句子里出现"原本"，这就是说背后还隐藏另一层意思。最糟糕的是背后往往有不好的意思。如果你想把话说得清楚，不想多做解释，那么尽量少说"原本"。"我愿意帮你"比"我原本愿意帮你"听上去感觉更好。

或许

"或许"这个词表达不确定性，有时也用来表达无须做出承诺。我们常常用"或许"这个词来逃避明确的说法。无论是跟家人还是跟同事，果断和可靠都是很必要的，所以最好谨慎使用"或许"。

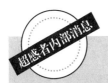

在舞台上为了能引导我的观众，我也常常使用一些特别的词语。最特别的是用一些加强语气的词，以引起异于平常的效果。我可以引导他们听进去什么，以及愿意听什么。一句简单的话你就可以看到区别。

我现在想请你来参加这个试验。（不是别人）

我现在想请你来参加这个试验。（就是此刻）

我现在想请你来参加这个试验。（不是别的试验）

我现在想请你来参加这个试验。（不只是你一个人）

嗓音的频率/嗓音之心

【译者注：原文是 Das Her（t）z der Stimme，德语中频率和心脏这两个词很接近，就差一个字母。Herz是心脏，Hertz是频率】

心理学家阿尔伯特·梅拉宾发现，我们口里所出的信息取决于以下三个方面的因素：

· 说话的内容（7%）

· 嗓音和说话技巧（38%）

· 肢体语言（55%）

说出来，这样我才能看清楚你！

苏格拉底

很容易确定的一点是：口中信息的三分之一依赖于嗓音和说话技巧，这两项影响到我们给别人留下什么样的印象。嗓音是我们的第二张脸，它很大程度上透露我们每个人的个性。

当一个人状态放松时，他的理解力最佳。如何到达放松的状态，你会在下面的练习里知道。

当一个人放松的时候，仅仅通过嗓音，他会流露出自信、能干的表现，让人产生好感，也能彰显自己的个性和品格。

为了让你的嗓音优美动听，你可以尝试训练"神奇的放松状态"。坐下来，后背挺直，闭上眼睛，用心听你自己的声音，尝试发出动听的"mmmmm"，然后是"mmmmmmmaaaaa"，"mmmmmooooo"，接着是"mmmmiiiiiii"，反复练习这几个音。

练完之后，开口说话，也许你会达到发声的最佳状态。不断练习会帮助你实现最佳状态。

气息顺畅，发声完美

谁都会呼吸，想都不用想，我们就开始呼气吸气了，因为呼吸是最自然不过的一件事。不少人因为压力过大，精神紧张，就不会正确呼吸了，而且很少意识到这个问题。由此导致出现胸式呼吸，发声不浑厚，音质不好，声音颤抖不平稳。

什么叫胸式呼吸？

胸式呼吸是指肩膀稍微向上，胸向外扩张，腹部收紧。胸式呼吸很难达到深度呼吸，因为只有一小部分的肺在活动，肺活量比腹式呼吸要小很多。

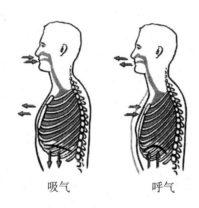

吸气　　　　　　呼气

自然呼吸

腹式呼吸能保证我们的嗓音自然悦耳。在特殊情况下，比如激动或者紧张的时候，你要有意识地做到保持腹式呼吸，这样别人才不会看出你声音里的不安。

腹式呼吸是指我们吸气的时候横膈膜下降，这样空气吸入肺里。在呼气以及说话的时候，横膈膜回到原位，空气从肺里出来，经过声带，发出声音。

　　腹式呼吸又被称为横膈膜式呼吸。吸气时肺部完全充满气体，呼气也是有意识地去掌握，呼吸均匀，这样使得肌肉放松。

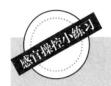

　　腹式呼吸能帮助我们进入最佳状态，是我们要经常练习的。

　　最好是躺下练习，坐着也可以，背部一定要挺直。

　　先吸气，先吸到腹部，再吸入胸部里去。吐气时，先放松胸部，再放松腹部，发出FFFFFF的声音。

　　要做到完全放松，吐出所有气体，直到你感觉到不得不吸气时再吸气。

　　每天至少拿出五分钟时间来训练腹式呼吸。慢慢地你将适应腹式呼吸，自然而然地进行腹式呼吸。这样你会很放松，同时你也会觉得舒服和平静。

声音的力量

　　别人的嗓音会对我们产生很大的影响。

　　当一种动听悦耳、充满活力的声音在我们耳边响起时，我们的脉搏会加快，激发血液循环。而声音无力、单调，会让人疲惫、昏昏欲睡。

压抑的声音，浅层次的呼吸，这也会妨碍听者的呼吸节奏。相反，声音平静放松，深层次的呼吸，会引导听者进入深入而平静的腹式呼吸。

声音也会影响我们对时间的感受。说话者的嗓音越生动，我们体内的节奏，包括心跳、大脑脉冲等就越快，我们会觉得时间过得很快。

嗓音能够准确表达一个人心里的状态。你要让你周围的人感受到你在想些什么。

那么如何有意识地使你的声音充满能量呢？

关键在于两种状态：内部状态和外部状态。

别人是否很好地理解了你说的话，这很大程度上取决于你的内部状态和你渴望被人理解的愿望。你的愿望越强烈，那么你的声音里就越充满能量，你的声音就越有表现力和感染力。

使声音充满能量的有效工具是外部状态。

如何达到最佳状态？

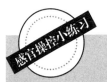

双脚分开，与髋部同宽，膝盖放松，重心向前，活动骶骨和骨盆，肩部放松，双臂下垂。腹式呼吸的同时开口说话，你将体会到自己的声音有所不同。

为了在每天的日常生活中练习，可以尽量减少身体活动的幅度，这样别人不太会看出来。

嗓音的增值

我们的目标是有效发声，来保证信息畅通地传递。提高声音这一说法表明交流时嗓音的重要性，同时也表明声音是一种主导"乐器"。每次当你提高嗓门，就会让你的听众更多地参与进来，吸引他们的注意力，以便传递你的信息。如何有效地使别人关注你的声音呢？每一秒成千上万个刺激达到我们的有机体，但是我们只能处理大约四十个，让这四十个进入我们的意识。

为了使别人听进去你的声音，你必须带给别人更多的价值。所谓增值的声音，使你传递的信息是别人感兴趣的，是别人渴望了解的。

你可以从以下三个方面着手来增值你的声音：

第一个层次是嗓音层次，主要包括声音优美，语调抑扬顿挫，言语易懂。

发音清晰，易懂，是传递信息的基础，这样的声音会让听众感觉舒服。低沉的声音听上去很悦耳，这是我们在母腹里就熟悉的声音，胎儿在母体中听到的所有的声音都是低沉模糊的。

第二个层次是关系层次，主要是指信任、安全感和可靠。

当你说话时很放松，听者会容易接受你的观点，愿意尊重和相信你。温暖饱满的声音释放出这样的信号。

第三个层次是内容层次，就是指说话内容要清楚明了，有可信度，值得信服。

清楚和可信度也会在声音上体现出来。声音畏惧、颤抖，会让人产生怀疑和不确定感，听者一下子就能听出来。要说到做到，相信自己的能力。

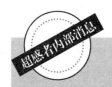

　　从我的发声教练阿尔诺·费斯巴赫身上，我学到了一种难以置信的技巧，这种技巧帮助我的声音在房间里无处不在。

　　在开口之前，打开你个人的"广角镜"。站在房间里，不要只看某一个人，而是要让你的目光扫到每一个人，在你的眼角内要注意到所有的人，所有的细节。尤为重要的一点是：在你说话时，也不要关上"广角镜"，这样你的声音会充满房间的各个角落。

你的话是我脚前的灯，路上的光。

《圣经·诗篇》119章10节

感官
操控力

Wir sind alle Mentalisten
Das Geheimnis
der 5 Sinne

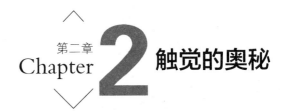

第二章
Chapter 2 触觉的奥秘

无法触摸的东西遥不可及。

约翰·沃尔夫冈·冯·歌德

触觉

触觉是"被埋没的天才"，是所有感觉的源头。在生命孕育的进程中，胎儿在孕期第八周的时候触觉就开始活跃起来，此时的胎儿身长不过2.5厘米。胎儿在孕期最后三分之一的时间具有嗅觉、听觉和味觉，而视觉在出生后才会产生。

因为触觉和抚摸有关，涉及伦理道德和性行为，所以在过去的很长一段时间，触觉被冠以"低层次的感觉"，常常不受重视。即使在今天，触觉在不同的文化背景中依然具有不尽相同的意义。在亚洲，一般不愿看到有人在公共场合彼此抚摸，在北欧和北美洲也是如此。在阿拉伯国家、地中海地区和南美洲，即使有亲密的抚摸，也被视为正常。当然，在阿拉伯世界，异性之间在公共场合是不允许有身体接触的。触摸行为的意义深受文化背景的影响，作为"被埋没的天才"，它具有的意义可能大大超出我们的想象。

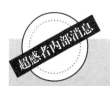

　　恋爱中的男女经常有身体上的接触，抚摸、拥抱对方，这样的接触能刺激免疫系统，所以恋人们很少生病。依偎、温存、抚摸，无不增强免疫系统，促进消化，降低血压。这里，触觉功不可没。爱意和安全感借着触觉传递，身体由此产生"幸福"荷尔蒙。研究表明，每一次抚摸动作都会对体内的荷尔蒙产生影响，而几乎每一次的爱抚都会对身体产生积极影响。

触摸即感知

触觉感官是皮肤，而皮肤是成年人最大的器官，约两平方米。触觉最重要的任务是感知压力和压力的变化、冷热和痛感。皮肤内隐藏着无数的感知器，它们把接收到的信息传递给大脑，所以我们能感受到压力和温度等。

感知温度

这包括两个方面：一方面只要皮肤接触到外界，我们就能感受到外面的温度。另一方面，皮肤调整身体的温度来适应外部的温度。

我们对外界温度的感知常常因人而异。这其中有三方面的因素：皮肤的初始温度、热量传递的速度以及和皮肤接触的面积。

设想一下在炎炎夏日，30℃的水洗澡恐怕不太合适，这太热了。但如果是在冬天，那么30℃的洗澡水肯定太凉了。

每个人对温度的感知并不是绝对的，也跟初始温度有关。温差来得越强烈，人们的反应也越快。大家围坐在一起时，停了暖气，人们不会马上觉得冷，因为身体逐渐适应了温度的降低。但当你冬天时从一个温暖的房间突然走到户外，你会一下子觉得很冷，因为温度的差异来得太快了。

人们对温度的感知也跟皮肤接触的面积有关。当我们把一根手指放入冷水中，跟整个身体浸入冷水相比，感觉是完全不同的。

当温度过高或过低时，痛觉感受器发出警报：向大脑发出疼痛的信号，避免身体受到更大的伤害。

握手的魔力

人类的手实在是生物学上的一个奇迹，单单是指尖上就有约四千个信息携带单位，三分之一的大脑负责掌控我们的双手。

皮肤的表层有很小的触觉感受器，联接神经纤维，这样压力的强度和变化被传递出去。压力越大，人们在皮肤的某个特定位置的感受就越明显。此外，我们能准确地知道压力接触的部位。如果压力持续存在，那么一段时间以后，压力产生的刺激会变小，人们进而适应了压力。

指尖对压力非常敏感，借助压力接收器，人们知道自己的手所接触的物体的形状和硬度。刺激越强，物体越硬，反之越软。

触觉帮助超感者通过和别人握手来获取对方的信息。

在欧洲，握手是一种常见的问候方式。一般来说，人们习惯彼此握右手，原因有历史渊源。大部分人习惯用右手，人们希望通过伸出右手表明自己手中没有武器，以示友好。你不妨试一下用左手去跟别人握手，或许你不太习惯，虽然这只是很简单的一个动作。

软弱的握手

握手软弱无力，给别人一种不确定和无助的感觉，尤其是男性，会让对方有不好的联想。无趣、害羞、办事能力差的人常常握手时没有力量。心理学家认为，握手软弱无力是悲观主义者的典型特征。在职场上，这类人不会是成功者。

强有力的握手

握手强势有力，表明对方的执行能力很强，坚持自己的见解，自信并且开朗。强劲的握手会让我们想到权力。当然这里我们要注意，不能太使劲地握别人的手，要不然对方会觉得手被捏断了。握手有力的女性被视为很强势，很理性。根据美国的一项研究，握手有力的男性常常性欲更强，在实现自我时具有攻击性。

潮湿的握手

握手时手心有汗，会让别人觉得不舒服，缺少自信，犹豫不决的人往往这样。恐惧、缺乏安全感、紧张、神经绷得很紧，这些常常是手心出汗的原因。如果你的手心常出汗，那么在跟别人握手之前最好做一些准备，做一些放松的运动或者冥想，这对缓解紧张很有益处。

文化差异

在德语国家，握手很普遍，无论是和陌生人或是和熟人，无论是在会议之前还是开完会后，有时甚至在家里。在其他文化中，人们相对没有那么频繁地握手。美国人不太了解欧洲人的握手习惯。当说德语的欧洲人在握手的同时还会轻轻点头，并且上身稍往前倾时，美国人常常觉得莫名其妙，因为他们握手时身体笔直。在阿拉伯国家，握手也很常见，只不过他们握手的时间更长，常常重复几次。日本人习惯鞠躬问候别人，很少握手。

在我的三十秒检测中，触觉发挥了非常特别的作用：在认识一个陌生人之前，在用手第一次问候别人时，如上文提到的，根据握手可以推断出对方的性格特征。这些推断不是源于"智慧"，而是最初的一些暗示，这些暗示使人预先知道接下来可能出现的情况。

此外还可以对别人手的特征进行细微的解读。当你向别人伸出手时，你可以抓住这短短的时刻，抚摸对方的手，感受手指和掌心的特点。另外你还要发挥视觉功能，仔细观察他的手。当你下一次与人交谈时，检验一下下面的说法是否可信。如果其中某一个特征符合你的谈话对象，那么其他的特征很可能也符合。

有攻击性的手

如果对方的手硬而粗糙，掌心宽阔厚重，手指较短，那么他具备以下特征：当自己情绪不佳时极具攻击性，易怒，缺乏想象力。

诚实的手

如果你握到的手手心方正，拇指较粗大，那么对方往往做事可靠，性格温和，看重秩序，工作方式有亲和力，居家型，为人诚实。

有创造力的手

掌心宽阔，手指较细，样子好看，拇指很粗，指甲呈锥形或椭圆形，那么由此推断，这人创新能力强，缺乏耐心，容易动摇，做事懒散，为人大方，理解力很强，容易沟通，很感性。

充满灵性的手

这样的手指秀美，掌心不大不小，手本身很小，稍长，拇指短小，外形优美。这种人往往具备如下特征：有毅力，做事不讲究章法，理想主义，大多有宗教信仰，直觉和移情能力都很强，观察敏锐。

触摸正流行

美国人研究发现，适当的身体接触能获得更多的小费。研究证明，服务生如果手指稍稍抚摸客人的肩膀，那么他们拿到的小费增加至少18%。如果适当接触到客人的掌心，比如在找钱时，那么小费甚至能多出37%。

触摸使人感觉很舒服，在当下的健美健身潮流中，抚摸极为重要，受到越来越多的关注。不可否认，适度的身体接触使人身心愉悦。心理学家查尔斯·思彭斯提出一个说法"渴望抚摸的一代"。这些人缺少充满爱意的抚摸，在一个"人造"的世界长大。所以按摩和身体疗法很受欢迎，对促进身体健康意义重大。

解读触摸

这个练习要求两个人完成，目的是看人们对触摸能读懂多少。请你转身，背对着你的同伴。他要在你后背上用手画出符号，你的任务是说出对方写了什么。

变换练习的形式，让对方写出大小不一的符号。你觉得有什么不同吗？如果他写的符号很小，是不是不容易辨认，或者你觉得符号大小并不重要？

如果写符号对你来说很容易，那么接下来不妨尝试单词或文字，看看你能认出多少。

记得要变换角色，你来写，对方来认。

触觉的丧失

触觉本身没有太大的意义，但如果你完全依靠触觉或者触觉不再灵敏，那么日常活动会变得很困难。老年人的触觉灵敏度下降40%，这意味着，平时生活中如系扣子、把钥匙插入锁孔等活动不再那么容易，拿东西也开始不稳当。

你们看我的手，我的脚，就知道实在是我了。

摸我看看，魂无骨无肉，你们看我是有的。

《路加福音》24章39节

盲人的触觉

在ORF(奥地利的一家电视台)电视节目"超感者马努埃尔·郝瑞特"中，我曾和一位盲人做过一个试验。他叫曼弗雷德·格斯拉德，来自维也纳新城，两年前完全失明。他有一种特别的能力，能够感知色彩，虽然完全看不见。

在做节目时，这位盲人的面前放了几个封了口的箱子，只有一个箱子里放了一个红色的桃心。根据直觉，他能够准确说出红色桃心在哪个箱子里。

这项试验表明，正因为盲人什么也看不见，因此其他方面的能力得以加强，甚至达到人们难以置信的地步。对于他们来说，触觉是极其重要的，超过其他一切感官的功能。所以在撰写本书时，我专门采访了曼弗雷德，以下是我们的对话。

作者：曼弗雷德，当你眼睛看不见时，你的触觉能力是如何发生变化的？

曼弗雷德：触觉的强度和力度有了很大的提升。我开始注意到，人们对于特定的东西很少关注，没有自觉地去认知。

我用不同的形式去训练触觉。刚开始我尝试去摸日常生活中常见的东西，比如各种调料，这样逐渐认识它们。最初很像是猜谜语游戏。用手去摸很多东西，猜猜它们到底是什么。我虽已年过五十，却像小孩儿玩玩具一样来猜各种东西，以此来训练手指的灵敏度。在这个过程中，毅力和平和的心态很关键。如果猜错了，尽量不让自己生气，努力保持心平气和。

以前我能看见东西，对于拿在手里的东西不会想太多。当我完全失明以后，我用数周的时间去感知和尝试。最初完全没有概念，因为自己的大脑活动突然就改变了。以前是从眼到脑，现在是从手到脑。

作者：触觉对你的生活有多重要？

曼弗雷德：太重要了！有些情况下，触觉取代了其他的感觉，尤其是视觉。我的触觉已经非常灵敏，对外界环境的认知与过去完全不同。当我想找什么东西，却找到另外一个东西时，我就问自己：找到的这个东西可能是什么。有时我得摸索很久才能知道它到底是什么。

触摸是我生活中最重要的事情之一。读盲文时我要频繁地去摸，因为盲文只能用手指来读。出门时我得带着手杖，才能知道我到了哪里。街道两边的人行道上有太多各种各样的设施，只是耳聪目明的你从不去注意这些。

作者：如何解释你的手指怎么就这么灵敏？

曼弗雷德：对我来说，周围的一切变得越来越细微和敏感，比如彩票的正反两面就很不一样。以前我从未留意，可现在我注意到的确有不同。现在我摸东西时特别集中精神，所以比以前用眼看能感受到更多东西。对一个优秀的滑雪者来说一个小土坡不算什么，但是对于像我这样不太会滑雪的人就是很大的障碍。随着时间流逝，我学会了如何用手来跨越障碍。

作者：触觉会不会自我调节而更加灵敏？

曼弗雷德：是的。触觉可以自我调节，变得更活跃。以前我摸东西是自然而然的，现在则是有意识的，这样，感觉自动变得敏锐。每天我都在练习和学习。以前我出去散步常常是四处乱走，现在就不会，这一切不过是熟能生巧，所有的一切都能凭直觉去应付。触觉的练习是一个长期的过程。我发现自己在街上有一种超自然的触觉能力，形成自己的第六感。有时候我不用手杖去摸，就能知道我前面有一个交通标志柱。

作者：非常感谢你接受我的采访。

你可以登录我的个人主页www.manuelhoreth.at看我其他的一些节目。

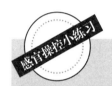

感官操控小练习

为了重新并且更深入地认识和体验你周围的世界，为了训练你的触觉更有意识，你可以请一帮朋友来家里吃饭，在一片漆黑中吃饭。每个人都蒙上双眼，用一小时的时间来吃喝东西，餐桌上准备好食物和饮料。

你伸手去摸一道菜，单凭感觉说出它是什么。

说出你的感受，那些你每天看见的东西，请你现在用全新的"视角"去体验。

你的种种感觉和印象，你蒙着双眼时感受到的似乎存在的光，这些请务必记住。

小贴士：在很多城市有黑夜晚餐，这真的是一次非常特别的体验，会使你的经历更丰富。

触摸的力量

超感者开始表演了！只需轻轻一触碰，他们就可以把人们带入不同的情境。简单碰一下或摸一下，对方会产生某一种特定的感觉，就如同听见或看见了一些东西。这听上去好像是个奇迹，其实只要掌握了"设置锚"的技巧就能做到。"设置锚"是说，人们把感官通道的一部分，比如一种感觉、一个声音或一种气味，与某一个触碰动作联系，那么人们想要的感觉、声音和气味就会立时"鲜活"地出现。

这一现象来自心理学，由经典条件反射发展而来，发现者是伊万·巴甫洛夫，1904年他因此获得诺贝尔奖。相信大部分人都听说过巴甫洛夫的狗，只要一听到铃声，它就开始流口水。每次巴甫洛夫喂狗时，总会摇一下铃铛，这样重复一段时间以后，只要铃铛一响，狗就开始分泌唾液。在这个例子中，摇铃铛就是锚，它导致一个特定的反应，就是狗流口水。

锚也可以是对自己身体的简单刺激，比如按一下掌心。通过按一下手心这个小动作，人们可以调动某一种想要的感觉。在一些特定的情形下，你需要某一种感觉的支持，那么可以通过"设置锚"来实现。想一想你生活中是否有这样的情形，通过唤起某一种感觉对你有所帮助。例如，当你开会之前头脑里有自信的感觉，或者你在高度紧张时摸一下什么东西而使自己放松下来。

"设置锚"的秘诀

1.选定"锚"

"锚"最好在你身体的某个部位，这样既简单又不会引人注意，比如手、肩膀或者胳膊。尤为重要的是这个部位或这个小动作一旦选定，就不能和其他事情相联系。如果你每次紧张时就会转动手上的戒指，那么这个动作就不适合做"锚"。请你写下自己的能作为"锚"的小动作。

2.放松下来

在确定你的"锚"之前，先让自己放松下来。坐下，深呼吸，专注于此时此刻。或许你有其他的放松技巧也可以用。

3. 设想场景

第三步就是想象一个理想的情形，一个你最舒服的场景。闭上眼睛，进入这个场景。想象一下此时此刻的你是什么状态。回答下面几个问题：

你感觉如何？

你感受到了什么？

你看到了什么？

你听到什么特别的声音了吗?

你闻到什么气味了吗?

4. 确定"锚"

只要你深入到这个场景,开始联系一个刺激。这时设定一个小动作,确定你的"锚"。

5. 重复

重复几次这个过程。这个"锚"很管用,但你要多练几次。

如果你已很好地做了刚才的几步,确定了自己的"锚",那么从现在开始,每次当你做这个小动作的时候,你将会获得自己想要的感觉。

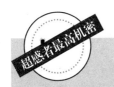

为了在与人打交道时达到意想不到的效果,超感者掌握很多极为严格的秘密技巧,有时甚至魔术师也搞不清超感者的技巧,他们面对超感者也常常一头雾水。

"锚"是超感者各种系统技巧中的一个。举例子说,我如何做到让一个人记住一个特定的名字。首先我请这个人在舞台中央的椅子上坐下,然后让他闭上眼睛,这时我说出几个人名:格哈德、安德烈、萨冰、卡特娅、托马斯以及艾莉娜。当我说到萨冰的时候,我会拍一下他的肩膀,并且重复两次这个动作。

现在我请这个人说出刚才听到的几个名字中的一个，并且依然拍一下他的肩膀，那么这个人多半会说出萨冰这个名字。

这个技巧并非百试不爽，它跟很多因素都有关系，也得看这个人的专注程度和特点，也就是说看他是否接受我的"锚"。

"自摸"的力量

科学家马丁·格伦沃尔德在实验室中发现了一件很有意思的事。试验者被连上脑电图描记器，他们的任务是摸出各种模型并记住它们。与此同时，他们会受到各种声音的干扰。

当大脑应付外界的杂音时，试验者的压力呈上升趋势。当他们无意识地摸摸脸挠挠头，那么压力就会降低，并且更加集中精力。由此得出结论：当处于压力之下，"自摸"有积极的影响，使人平静，增强注意力。

触摸决定答案是是还是否！

马努埃尔·郝瑞特

触摸第六感

细心的观众在看电视时或许已经留意，超感者有时会抚摸参与节目的嘉宾的额头，尤其是在现场直播时。你可能听说过"第三只眼"，远东地区的宗教把它视为能洞察先机的器官。他们认为第三只眼就在眉毛和发际之间的中间部分，它象征"特别的看见"。很多印度女人额头上画一个小红点，象征第三只眼。

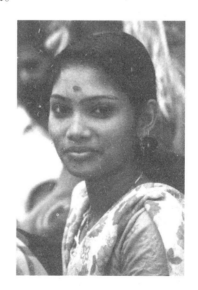

按照印度瑜伽的七轮之说，第三只眼就是人体能量的中心。七轮是指人体经脉系统中七个主要的能量汇集点，掌管人体的各个部分。人们各种生理和心理的痛苦都可以追溯到七轮。目前七轮之说并没有科学依据，但是它的确有很重要的影响。

七轮是身体各个主要部分的能量进出口，呈现不同的颜色。如果身体的某个部分失去平衡，那么这里就会出现能量的阻塞。下面将介绍具体的七轮。

根轮

根轮掌管生命力、性、信任和执行力，位于肛门和生殖器之间，是七轮之首，呈红色。如果此处出现能量进出不顺，那么可能出现骶骨疼痛，情绪压抑，关节和肠道疾病。

腹轮

腹轮是从下而上的第二个轮，又称为生殖轮。腹轮在肚脐以下一掌长的部位，印度瑜伽认为它是橙色的，掌管注意力、性欲和情绪。当此处能量进出有问题时，人们将逐渐失去享受生命的能量，比如生殖器官有问题，情绪波动，过分嫉妒，做事缺乏动力，等等。

脐轮

第三轮称为脐轮，呈黄色，在腹部中央，脐轮也被称为个性之轮。自我意识、实现目标、协调经验和感觉，这些都是脐轮在左右。当脐轮处出现问题时，人们会感到饮食方面有问题，睡眠不好，消化也有问题，以及肝脾胆囊出现病症。

心轮

心轮在心脏的位置，呈绿色，代表爱，它使人可以为他人设身处地着想并具有发现美的能力。心轮有问题，那么皮肤可能有问题，有过敏反应以及供血困难。

喉轮

喉轮也叫咽轮，在喉咙处，呈蓝色。喉轮主要负责自我定位、沟通和音乐能力。喉轮处有问题，那么可能出现喉咙疾病、牙龈炎症和下颌炎症等。

额轮

额轮是对超感者最重要的一轮，呈紫色。额轮在眉毛之间，被视为第六感的所在。这里是本能和"眼见"能力的所在。此外，这里也是掌管联想、认知和想象的能力。这里有问题，那么可能出现头疼、眼睛和耳朵疾病以及神经系统的疾病；心理方面表现出极度恐惧，注意力下降，学习能力减弱等。

顶轮

　　顶轮是第七轮，呈白色或金黄色。顶轮在头顶处，代表灵性和终结。

顶轮这里有问题，那么可能免疫力下降，萎靡不振，失眠，逃避现实。

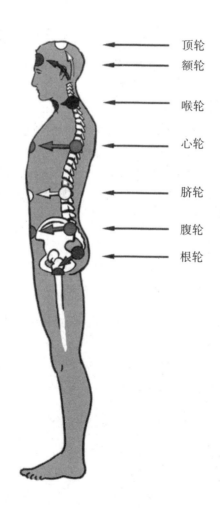

顶轮
额轮

喉轮

心轮

脐轮

腹轮
根轮

　　身为超感者，我并不是研究七轮的专家，但是我屡次注意到，抚摸一个人的额轮会帮助他敞开本能，打开思路，进而进入第六感。对我而言，就是睁开"第三只眼"，也就是打开我的灵魂和下意识。当有人抚摸别人的额轮时，我常常观察到，这个人的眼睛似乎不动了，目光发直。难道这就是说肉体的眼睛不再作用，而心灵的眼睛睁开了吗？如今并没有科学依据，但是很多情况下我的确有亲身的经历，我的盲人朋友曼弗雷德·格斯拉德也有这样的经历。

　　人的尊严不容践踏。

　　　　《德意志联邦共和国基本法》第一章第一条

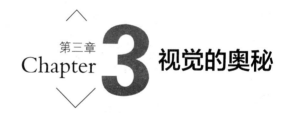

感官
操控力

Wir sind alle Mentalisten
Das Geheimnis
der 5 Sinne

第三章
Chapter **3** 视觉的奥秘

不是我们看到了什么，而是我们如何去看，
这决定了周围事物的价值。

布莱士·帕斯卡

关于看的一则小故事

有一位不善言谈的师父，非常循规蹈矩，他按部就班地教授徒弟们。教这些徒弟对他来说不是传授知识，而是教他们如何去观察并提出问题。

徒弟们看了师父一会，想知道他每天早晨如何在花园里打坐冥想。

师父回答说："当我用心灵去观察的时候，会看到玫瑰花在开放。"

有个徒弟马上问道："为什么非要用心灵去观察才能看到玫瑰花在开放呢？那些玫瑰不是本来就在盛开吗？"

师父微微一笑，说："用心灵去看才能看到真正的玫瑰，而不是自己对玫瑰的想象。"

这就是"看"的奥秘。请你学着像超感者一样用心去观察，看到表象背后的真相。

看是一种恩赐

视觉是对光刺激的接收和加工：信息被识别，按照重要性被过滤，根据过去的记忆被解读。

我们的眼睛是高度发达的晶状体，光透过角膜达到瞳孔。瞳孔的大小由虹膜控制，而虹膜就是我们的眼睛有颜色的部分，呈球形。瞳孔借助肌肉收缩来适应外界的光线。虹膜的后面是弹性的晶状体，晶状体把光线集中在视网膜。视网膜将这些光线转化成信息传递给大脑的视神经，这样我们才会看到图像，借助记忆来解读这些图像。

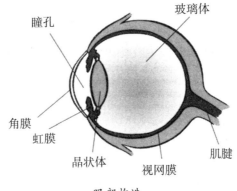

眼部构造

　　眼睛是我们最重要的感觉器官，外界80%的信息我们都是通过眼睛获取的。

　　眼睛承担很多重大的任务。眼睛提醒我们准备应对随时可能出现的危险，看清障碍物。像扫描仪一样，眼睛能对运动的物体迅速做出反应，从而让我们能识别不同的颜色、形状和距离。作为视觉器官，眼睛对我们处理人际关系，看清周围人的反应，不可或缺，所以不难解释即使婴儿也爱盯着大人的脸看。

牙刷的秘密

"我只相信自己亲眼看到的",很多人会这么说。问题是"亲眼看见"意味着什么。我们所有人看到的东西一样吗？我们的大脑每一秒接收无数的信息，但是对于信息的加工以及我们主动接受的信息，这是因人而异的。在《马努埃尔·郝瑞特——超感者》的一期节目中，要求观众随便画一个东西，结果大部分人画了牙刷。这究竟是为什么？原来节目开始之前，在观众厅摆放了很多牙刷和牙刷的图片，大多数观众并没有太留心去看这些图片。当要求他们随便画点什么东西时，大部分人随手就画了牙刷，虽然他们说自己并没有去关注那些牙刷和图片。在我的主页上（www.Manuelhoreth.at）你可以看到这期节目。

大脑不单接收信息，它有时也会欺骗我们，欺骗我们的眼睛。

下面这两幅图中，中间的灰色圆圈哪个更大？哪条线更长？

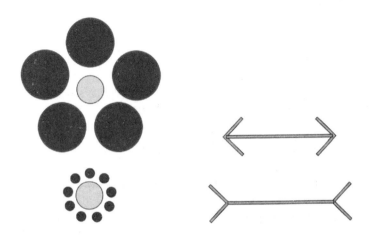

上面的两个圆大小完全一样，两条线也是同样长度。可见，眼睛有时会跟我们开玩笑。

大脑可以训练，正如我们的感觉可以训练得更敏锐一样。做一下下面的练习，记住别搞错了，解决方法与你想的完全不同。

如何解决这个问题？

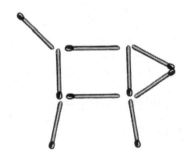

九根火柴拼成一条狗，它正向右看。你的任务是移动两根火柴，使这条狗向左看。

答案

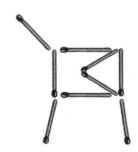

狗嘴的两根火柴向里移动，那么狗就往左看了。

不寻常的问题需要不寻常的方法，这是超感者的座右铭。这就是超感者之所以成为超感者的原因。他比别人看得更多，因为他清楚地知道自己该看什么。

每个人看到的东西不一样。你能看到什么，取决于你的注意力在哪里。我们在《听觉的奥秘》那一章已经说过，超感者的秘诀是他们懂得倾听。在"看"这一方面也是如此。

如果我们知道自己该看什么，那么我们就能使自己的眼睛变得更犀利，容易看出谁在撒谎。这里的关键是认真去观察。

如果你仔细阅读下面的内容，并照着去做，那么你看周围人的眼光将大为不同，能够透过现象看到本质。

理性使各种想象成为一个整体。

康德

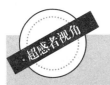

　　儿时我曾幻想有朝一日能钻到别人的脑子里看看他们在想些什么，他们的感受如何。这个愿望如此强烈，促使我开始投入这个有意思的活动中。经过数年的努力，我研究了催眠、大脑活动、第六感、超自然现象，等等，我逐渐认识到真正的秘诀是在心理学，在人的肢体语言和对其阐释上。你会在本章内容里发现一些基本的原则。这些原则是读懂他人的思想和感情的前提条件。我很乐意激励你结合自身的经验运用这些知识，而这些知识很可能是你从未接触过的。

　　Vision这个词源于拉丁语，是"看见、注视、表现"的意思。"看"对于我们超感者来说意义非凡。这里说的"看"是观察、解释、比较和分析，目的是形成自己的一个视角。我希望你能学会"看"。

眼睛是灵魂的镜子

超感者能读懂别人的眼睛，你将在这里学会这种技巧。如果你掌握了其中的奥秘，同时加以练习，那么就能明白，为了识别谎言，读懂对方的眼睛是多么重要。

大脑的活动可以从眼睛中读出来。一个人视线的方向会泄露出他的认知处于哪个层面。在《听觉的奥秘》那一章里，我们已经知道，认知分为三个层面：视觉、听觉和感觉。我们根据一个人的眼睛朝什么方向看能判断出此刻他是在图像认知、声音认知或是感觉认知。

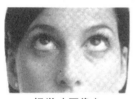 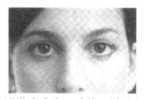 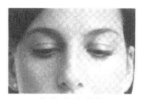

视觉（图像）　　　　听觉（响声、动静、话语）　　　　感觉（感觉）

一个人在回答别人问题时，眼睛向上看，那么他心里正设想一幅画面；如果他视线水平，那么此刻他正关注声音和遣词造句；当他向下看时，那么他正琢磨一种感觉，在感受着什么。以上三种情况是很容易识别的。

但事实还不仅限于此。他可能在虚构，也可能在回忆。通过观察一个人目光的方向，我们可以判断他是在杜撰还是在回忆。

右　　　　　　　　　　　　　　　　　　　　　　　　　左

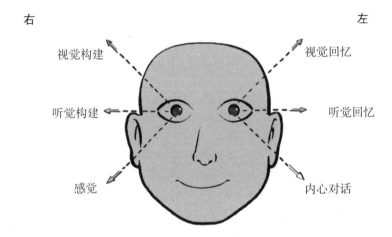

视觉构建　　　　　　　　　　　　　　　　　　视觉回忆

听觉构建　　　　　　　　　　　　　　　　　　听觉回忆

感觉　　　　　　　　　　　　　　　　　　　　内心对话

坐在一个人对面，从你这里看过去，如果他的目光向左上方，那么他正在构建一个场景。如果你也在设想一幅场景，那么你是在往右上方看。特别需要注意的是，这种说法仅适用于习惯用右手的人。如果一个人是左撇子，那么左右正好颠倒过来。即使我们清楚对方是习惯用右手还是用左手，也要检验一下，刚才说的根据视线做判断的结论是否适用。

自 我 检 测

接下来的练习帮助你判断一个人是惯用左手还是右手。方法很简单，你要注意观察对方在回忆事情时眼睛朝哪里看。

向对方提出下面的问题，要求对方不用思考，只须凭记忆回答，注意看他的眼睛。

如果你观察的结果符合我们刚才所说的，那么他习惯用右手。如果你发现他是左撇子，那么刚才所有的提法都要左右颠倒过来。

问题如下：

你昨天穿了什么鞋子？

上周六你中午吃的什么？

你第一个书包是什么样子？

你儿时最早的记忆是什么？

你最好的朋友的头发是什么颜色？

你的汽车座椅是什么颜色？

你前天穿了什么衣服？

你收到的最好的礼物是什么？

正如上图所示，视线的方向具有特定涵义。当一个人视线向左时，他在构建一个画面，或者跟声音有关。视线向右表明他正从记忆调取一个画面或者一种声音。视线向左下方，表示他正从一种感觉联想到什么。视线朝右下方，表明他正和自己的内心展开对话。比如，当他判断某一种情形时，他会在心里说："我该不该这么做？如果做了，会不会……" 或者他对自己说："这样做太蠢了，对吧？"

观察别人的眼睛

向你的朋友提出下列问题，仔细观察他的眼睛，看他朝哪个方向看。不要忘了事先要测试一下，他是惯用右手还是左手。

视觉构建

如果你的头发是绿色的，那么你看上去是什么样子？

如果你卧室的床移到另一边，那么你的卧室呈现什么样子？

想象一下，120岁的你什么样子？

你是怎样透过我的眼睛看到自己的？你看到的自己是什么样子？

视觉回忆

你第一件泳衣是什么颜色？

你第一天去上学时，教室里是什么样子？

交通灯的最上方是什么颜色的灯？

你记忆中第一棵圣诞树是什么样子？

听觉构建

啄木鸟是怎么叫的？

你的声音在水下是什么样子？

设想一下，一架飞机在你身边降落。

妈妈骂你时，她的声音怎么样？

听觉回忆

你最喜欢的歌听上去感觉如何？

你家门铃发出什么声？

你家电话铃声是什么声？

当老师叫你到黑板前面时，他的声音如何？

感觉想象

幸福是什么感觉？

跳进冷水里感觉如何？

第一次拜见岳父岳母有什么感觉？

在滚烫的沙滩上散步是什么感觉？

内心对话

当你跟自己说话时，你的声音听上去怎么样？

当你取得成功时，会对自己说什么？

在心里唱你最爱的歌！

当你和自己对话时，你的声音从哪里发出的？

谈话过程中，你要密切关注对方的眼睛，注意看他眼睛的活动是否和他说话的内容相符。结合接下来要探讨的秘诀，即如何解读身体语言，你会很容易发现哪些是谎言。你要特别留意他在回答问题时是否是在尽力构建和组织语言，因为诚实的回答是无须这样做的。

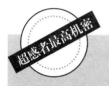

  在我表演的节目中，有一点非常重要，那就是向观众传递一种积极的情绪。站在舞台上，我总是友好地面对观众，尽力消除他们对于意外情况的担心。这里我会有意识地运用肢体语言和动作，使观众不知不觉地对我产生信任，并且专注于我的表演。

  在接下来的部分，你将读到关于身体语言的详细解读和有趣发现，然后你要用心观察身边的每一个人，学以致用，那么你同样能成为"大师"，拥有火眼金睛。

肢体语言的魔力

你最近一次注意自己的肢体语言是在什么时候？或许大部分人回答不这个问题。那些能准确回答出来的人要给自己鼓一下掌，他们正朝超感者迈进，虽然他们自己并不知道。

我们上学的时候既学习母语，也学过外语，但是却很少有人教我们学习肢体语言。

超感者知道，透过肢体语言可以获得很多信息。每个人都在"说"着自己的肢体语言，而且有时候人们口中所出的和自己的肢体语言所表达的并不一致。通过观察肢体语言，我们可以看见真相，因为肢体语言能够传递感觉、情绪和思想，帮助我们发现谎言。

肢体语言表达人内心的态度或状态。我们体内的机制准确知道，如何向外界表达自己的感受。如果我们能读懂别人的肢体语言，那么就可以顺畅地对话，进行深层次的交流，从而提高谈话的质量和沟通的水平。有意识地运用自身的肢体语言，同时有意识地帮助别人读懂自己的肢体语言，这将使我们在职场和生活中获益。单纯解读别人的某一个动作，这没有足够的说服力，我们必须分析全身的"语言"。身体在确定的场合下会"说话"。别人口中所说的话，结合他的肢体语言，我们把这二者结合起来，形成对别人的判断。

上文提到过，肢体语言和文化背景息息相关。文化背景不同，肢体语言也不尽相同。有意思的是，操两种不同语言的人在一起时，当一方说另一方的语言时，相应地，他也会模仿对方的肢体语言和动作。

每一个动作背后都隐藏着特定的含义。身体的姿势、坐立行走，跟面部表情一样，都可以解读出来。

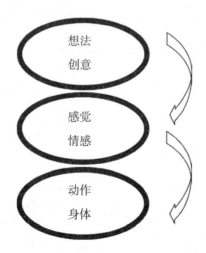

如图所示，一个想法，一个主意，会引起身体的动作，也会带来特定的感觉和情绪，而感觉和情绪也会从动作上体现出来。

这样看来，我们的每一个动作都"泄露"了我们的某些信息。言语词句我们可以再三斟酌和选择，我们心里想怎么说，嘴上就怎么表达。而每一个肢体动作表达一个人此刻想什么，感觉如何，这些往往跟人们口中所说的相去甚远。

请你尝试着缩着肩膀，小声说："我感觉太棒了，一切都很完美！"相反地，也请你挺起胸，张开双臂，大声且充满自信地说："我觉得很累，很软弱。"或许没人会相信你所说的，认为你不过是在开玩笑。一个人说的话是否真实可靠，不仅与他说话的内容关联，更与他当时合宜的肢体语言相关。

身体有自己的语言。下面的练习告诉你如何读懂身体语言，下面这几张简单的脸部图告诉我们怎么解读别人的情绪。

练习

识别情绪

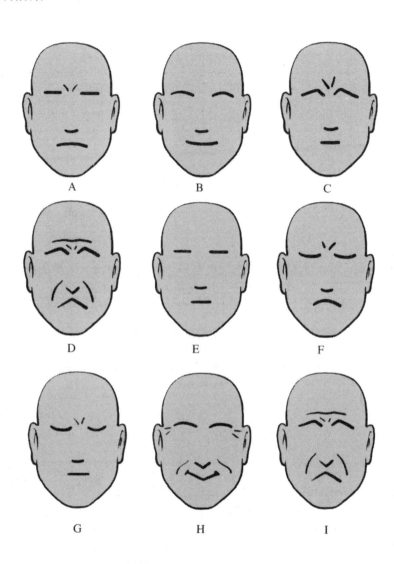

你能看出这些人是什么情绪吗？请归类。

情绪	字母	情绪	字母	情绪	字母
哭泣		放松		欢笑	
沉思		悲伤		痛苦	
高兴		固执		严肃	

身体是灵魂的译者，它使灵魂变得可见。

克里斯蒂安·摩尔根斯坦

【译者注：克里斯蒂安·摩尔根斯坦（1871—1914）是德国的一个打油诗诗人，他在诗中臆造了一种叫作nasobame的怪异动物，它走路不用腿，而是大头朝下用鼻子。摩尔根斯坦的诗通俗幽默，在德国一度十分流行，很多德国人都可以背出几首，所以这种想象中的动物形象显然深入人心。】

答案

情绪	字母	情绪	字母	情绪	字母
哭泣	D	放松	E	欢笑	H
沉思	G	悲伤	F	痛苦	I
高兴	B	固执	C	严肃	A

非言语交流

非言语交流涵盖一切没有"说出来"的因素，包括人的面部表情、肢体动作、目光、双方的距离、行走的姿势，等等。所有一切外在的表现，以及说话的语调、语速、音量等都不容忽视。我们已经在《听觉的奥秘》那一章里探讨过声音的作用了。

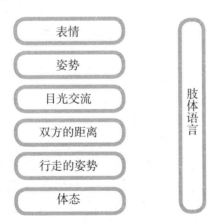

这个图表表明，肢体语言包含的领域很广泛。所以如何解读，我们必须非常谨慎，同时要把对方和他所处的环境结合起来。这需要大量的练习和敏锐的观察力。后面会讲到一些非常重要的肢体动作和它们代表的含义。人的肢体动作纷繁复杂，最重要的一点是对此保持敏感和开放的态度。对于所观察到的肢体动作，当作一种可能性，而不是作为板上钉钉的事实去分析。

面部表情

正常情况下，面部的种种表情在强调人们口中所说的话。肢体语言与思想、感觉和情感有密切关系，所以也会出现一些自相矛盾的表现。嘴、眉毛、皮肤、鼻子参与面部表情的变化中，通过解读这几部分的变化，我们可以判断一个人说的话是否和他的思想、情绪相一致。我们脸上的20块肌肉中，有17块参与表达表情。

小贴士：嘴

这里特别有意思的是，在说话的过程中嘴如何动，对于特定的说话内容，嘴会做出怎样的反应。嘴角可以上扬或下撇，露出牙齿或舌头，也可以不同程度地张开。

嘴巴张大，表明此人获得大量的信息，力不从心或者大吃一惊。嘴唇紧闭，表明他不想接收信息，不愿说话，对别人说的并不赞同。嘴角上扬，表明他非常敞开地接收信息，愿意"接住"对方的话。而嘴角向下撇时，正好相反，类似一个倒扣的盘子，表明他不愿接收信息，不想听人说话，对于听到的他并不同意。

当对方的舌头舔嘴唇时，表明他愿意接受别人的话，为了不错过任何一个细节而去舔嘴唇。这经常出现在人们恭维别人时。如果舌头在嘴里活动，那么表明这个人似乎在寻找幻想中的东西，他可能希望得到话外的信息，这样能更好地理解对方说的话，也表明他在思考或者寻找什么。

这是什么情绪？

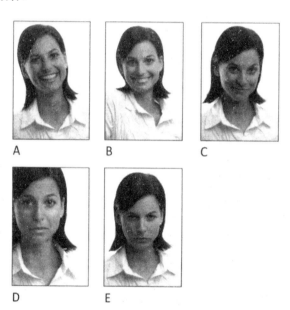

A   B   C

D   E

仔细观察上面的图，归入到相应的情绪。

情绪	编号
发怒	
大笑	
微笑	
伤心	
坏笑	

答案

情绪	编号
发怒	E
大笑	A
微笑	B
伤心	D
坏笑	C

鼻子

当一个人皱着鼻子时，这会传递不太好的感觉，比如厌恶、恐惧或者不情愿。当人们不舒服或者没兴趣时，也会皱起鼻子。

相反，当一个人鼻孔张大，那么他很可能感觉不错、很高兴或者饶有兴致，也表明他愿意获得更多的信息。

当身处令人激动的情形时，人们的鼻翼会抖动，这时传递的是怒气。

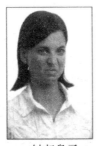
皱起鼻子

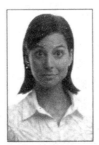
舒展鼻子

眉毛

如果一个人的眉毛上下动得很快，那么这个人很可能不持反对意见，可以和他继续聊下去。

如果眉毛一直上扬，那么这个人很可能表示吃惊或者怀疑，也可能他很容易发怒，觉得自己比别人强。

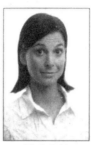

眉毛上扬

皮肤

皮肤能在很大限度上表露一个人的感觉，但是却常常被人们忽视。最明显的是当一个人很害怕时，额头会出汗；当害羞或紧张时，会脸红；而受到惊吓或者打击时，容易面色苍白。

肢体动作

头部、双手和双臂的动作，都属于肢体动作。没有肢体动作，那么很多信息难以理解。事实上，少了肢体动作，只有一半的信息被传递出去。设想一下，跟一个对游泳一无所知的人解释什么叫蝶泳，如果不配合肢体动作，那么对方很难明白蝶泳是怎么一回事。

这好比画画，头、手和胳膊就是画笔。

小贴士：头

聊天过程中，如果对方头向右歪，表明他很有兴趣听你讲话，愿意聊下去。如果头向左偏，说明他并不赞同你的话，也可以理解为他想要更多的信息，为了弄清楚你所说的话题。

向上仰头表明这个人感觉很不错，他在俯视全局，认为情况稳定且尽在掌握中。如果有人长时间扬着头，表明他有些自负。低头则代表悲伤、失望，一直低着头，说明这个人很沮丧，或者在沉思。如果对方在谈话过程中，一直左右摇晃头，表明他持怀疑态度，并且感觉不好，如果他点头，表明他理解了你的话，并且赞同。

如果对方头往后仰，说明他想和你拉开距离，表达一种疏远的态度。这种距离可能是出于一种不安全感，抑或是骄傲和挑衅。如果对方的头凑过来，表明他态度开放，愿意迁就，他对你产生好感和兴趣。

手掌

手的动作也能表达很多内容。如果对方的手伸开，露出掌心，表明他坦诚友好，如果手遮着不愿示人，表明他不想让人看出他的意图和感受。

如果对方的手握成拳头，那么这隐含着这人的攻击性。我们常常看见有人一手握成拳头并放在另一只手里，形成一道"防护线"护在胸前。这个人此刻多半很紧张，在刻意保护自己。我们在职场尤其是谈判的过程中，常常看到这种动作。

如果一个人的手势好像一把枪的样子，那么这个人在传递警告和自卫的信号。

手指

很多人在谈话时喜欢玩手指头，这也表达出某种感觉或愿望。

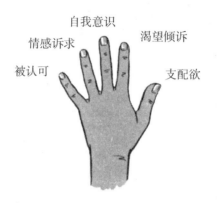

拇指

拇指象征力量和强度，代表支配权。向别人展示拇指，表明自己认为一切都在掌控之中，认为自己足够强大。

食指

食指代表意志力和客观性，当对方伸出食指或者食指总在动，表明他愿意敞开倾诉。

中指

中指代表一个人的自我意识和对权力的渴望。想象一下中指竖起时的那个动作。

无名指

无名指代表感情和情绪。关注一下聊天过程中很感性的时刻，这时人们大多喜欢玩弄手中的戒指。

小指

小指代表社会归属和被认可。当对方喝东西时，若伸出小拇指，那么他很期待别人的认可。

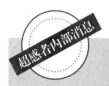

　　在写这本书时，我开始观察自己，从自己身上学习并找出结论。我发现自己的双手经常做出这种动作：双手合在一起，拇指对拇指，五指分别相对，呈金字塔形状，这是一种集中精力的"思考动作"。

　　这个金字塔状的动作到底有什么含义？我得出如下结论：金字塔类似于天线，在向外发射我此刻的态度和意图。在做出这个"思考动作"的同时，我在努力寻找合适的词语表达自己，在努力使自己更敏锐。金字塔动作可以很强烈地把我的意图传递给并影响周围的人。

　　如果你想告诉别人自己正在思考，不妨试一试这个手势。

胳膊

双臂的动作可以告诉我们他感觉是好还是坏。如果胳膊在腰以下活动，那么说明对方多半感觉不太好，他对所说的事不太确定或者有些尴尬。而在腰以上部位活动，那么说明对方感觉不错，对所说的事非常肯定。

如果对方双臂交叉放在胸前，这未必代表他封闭自己，不愿听别人说什么。这个动作表明他正等候时机发言。如果双臂很松散地在胸前交叉，那么他很可能在认真倾听，并且置身于其中。

如果上臂夹紧身体，那么表明这个人很害怕。双臂向后伸，表明他在后退，这一点大家想必都知道。

目光交流

眼睛睁得很大，对此有很多说法，甚至互相矛盾。有时可能表示吃惊或感兴趣，有时也代表恐惧或惊慌。

你肯定注意到了，有些人在谈话时会闭上眼睛，这说明他们可能非常集中精神，也可能是对方说得太多，以至于他们想逃离。很多人习惯闭着眼睛思考问题，之后好找机会发表意见，继续交谈。

如果有的人总是高高在上地看别人，那么这是自负和轻视别人的表现。目光闪躲或飘忽不定，表明心里不安、慌张，缺乏安全感。经常眨眼也被视为紧张和不安的表现。

身体的距离

谈话双方的关系不同，他们或站或坐的距离也不同。相距太近或太远，身体会相应地有进攻或拒绝的反应。

如果有人离你太近，你肯定会后退。如果对方在交谈的过程中向前或向后移动，表明他在调整你们之间的距离，他在尝试实现自己理想的距离。

走路的姿势

一个人走路快，表明他是一个目标明确、直线型的人，也反映出他可能缺乏耐心。相反，有的人在某个时刻走路缓慢，说明他此刻沉着冷静，心里平静。如果一个人从来走路就很慢，那么他多半性格温和安静。

习惯于走路踢踏的人一般缺乏内在动力，小碎步表明一个人心有恐惧、不安和犹豫。

身体的姿势

整个身体的姿势和各种动作会泄露一个人的感受和情绪。如果一个人用脚缠着椅子腿或者不断地从椅子上滑下去再上来，那么此刻他心里多少有些不安和害怕。这种情绪也体现在当一个人用双臂紧紧抓住椅子扶手或者椅子的靠背，还有人会紧紧抓住自己的"身体"。

如果谈话对象向后退，或者向一边躲闪，那么他很可能不赞同你的话。如果他身体向前凑，或者他转身朝向你，或者他在模仿你，这是一个积极的信号，表明他同意你所说的。

一个人站立的姿势也有玄机。如果他身体笔直，那么给人的感觉是他做事踏实可靠，也反映了他心中的自信。如果一个人不能老老实实地站着，身体或者腿晃来晃去，那么他给人的印象正好相反。大家会认为这种人不太坐得住，事实上，或者他们认为这里根本呆不下去。有些人，当他们觉得自己比周围人强时，也会习惯性地晃来晃去。

一个人站着时两脚分开，站的位置很宽，这表明他内心的自大和自信，他有意或无意在"吓唬"别人。这种动作也表达出内心的不安和受伤，他不愿别人看到自己心里的恐惧，所以竭力掩饰。

在分析肢体语言的时候，每一个动作的背后只隐含着某一短暂时刻的情绪或心理，我们不可以单凭这一个结论来概括一个人的全部。此外，某一刻的表现必须和这个人的身体状况结合起来分析。

上文提到过，有一些小动作可能会有完全相反的解读。比如一个人眼睛睁得很大，表明他产生了浓厚的兴趣，也可能是他恐慌或害怕。背后到底是什么，一定要全面观察这个人才知道。

如果你要解读一个人的各个小动作，那么首先观察他是不是用身体强调自己口里的话。比如，当对方说"太好了，我们这么办"的同时却在轻轻摇头。又比如，当有人面对别人提问时，总是把嘴唇抿得很紧，这表示他不愿透露太多。

你也要注意视觉上的差异。你若掌握了读懂别人身体语言的艺术，就能看清别人的谎言和问题。

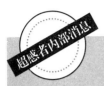

我们的肢体语言不仅能影响别人，而且能影响到我们自己。这称为肢体语言的反馈。一个简单的动作可以帮助你一分钟获得好心情：用牙齿咬住一支笔，注意嘴唇不要接触到笔。这个动作使你的面部肌肉呈现微笑的样子，会促进大脑激素的分泌，从而改变心情，所以你的肢体语言会对自身产生影响。这样，你可以训练自己的情绪，从而感染身边的人。

练习

是/否

这个练习的目的是根据一个人表情的变化，判断他对某一个问题的反应是消极还是积极，他的态度是肯定还是否定。

在练习的第一部分，你将向你的谈话对象提出不同的问题，他要给出"是"或"不是"的回答。他会先思考一下再作答。这时你要注意观察，他的脸部有什么变化，并且找出结论，当这个人肯定或否定回答时是否有一些特定的表情。

第一部分：

你有一个或多个兄弟吗？

你最喜欢的颜色是黄色？

你养了一条狗？

你很想成功？

纽约是你的理想之都？

你最爱的饮料是果茶？

你最爱吃的食物是烤肠？

你在巴黎出生？

在第二部分的练习中，你向他提出新的问题，他不用出声回答这些问题，你要单凭他表情的变化来判断他的回答是"是"还是"否"。

第二部分：

前天你去了咖啡馆？

你想过有一天在酒店工作？

有机会你想尝试一下蹦极？

你想过把头发染成蓝色吗？

若是彩票中了大奖，你会去环游世界吗？

菠菜和菜花，你更喜欢菠菜，对吗？

训练

一天中你刷牙三次，对吗？

你认识一个名叫亚当的人吗？

现在你或许已经注意到，一个人的身体会发出肯定或否定的信号。如果你能在别人的身上判断出这种信号，那么你的观察力已经得到提升，你可以满怀欣喜地开始接下来的训练。

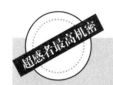

正如之前提到的，在我的节目中，我经常深入解读别人的肢体语言。对一位走上舞台的观众，观察并解读他的肢体语言对我而言极为重要，可以帮助我判断如何跟他打交道，如何跟他交流，以及选择哪一种"魔法试验"更合适。在我的三十秒检测中，我已在《听觉的奥秘》那一章里提到过，除了积极倾听，解读肢体语言也同样重要，尤其是刚开始互相介绍认识的那个阶段，对方无意识的肢体语言能帮助我很快对他做出评价，而不是贸然发问。

通常情况下，我会寻找符合某一场试验要求的观众上台。比如有时需要一个特别善于倾听、反应迅速和自信的人，有时则需要一些不太接纳自己、缺乏自信和容易受人迷惑的观众。

三十秒时间让我知道如何去选择。如果有时我选错了，选中的人不符合我的要求，那么这时我就会采用"肢体语言暗示"。也就是说，我有意识地运用表情、身体姿势、动作等引导对方进入某一种特定的情绪。

有意识地运用肢体语言，选择得体的话语，这样可以释放出一些信息，带领别人进入我要的情绪中。比如，如果对方很拘谨，说话声音很小，很紧张，那么我会尽力使他心情平静。先让他坐下来，我在他面前蹲下，让他觉得我俩是平等的。在跟他说话的时候，我的语速放慢，声音低沉，模仿他的肢体语言，拍拍他的肩膀，不用嘴说，而是借助这些非言语性信息告诉他接下来几分钟将是美妙的体验。一个微笑，一个友好的动作，将带来奇迹！

所以你不仅要读懂肢体语言，更要有意识地去发挥肢体语言的作用，传递信息。

事实上，人们只要一开始交流，非言语的信号就开始传递了。即使不说一句话，身体也会开始沟通。

交流无处不在。

保罗·瓦兹拉威克

【译者注：保罗·瓦兹拉威克，美国心理学家，出生于奥地利，是通信理论的领军人物，在家庭治疗和一般心理治疗上也有很高的成就。】

　　超感者非常明白保罗·瓦兹拉威克这句话的意思，会很有针对性地运用非言语进行沟通。

　　一天之中，人们无数次地去评判周围的人和事，不单单是根据别人所说的话，而是结合他的肢体语言，从而形成对这个人的认识。

　　即使你还不会有意识地去关注别人的肢体语言，下面的练习会帮你认识到原来自己也是一位小小超感者。

　　这个练习告诉你如何从别人脸上读出东西。

他在想什么?

　　请把每幅图和相应的思想活动连起来。

　　每一幅图呈现不同的情绪和心理，图中的这个人此时此刻在想什么?请把字母填到表格里。

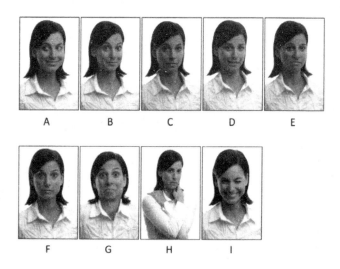

想法	图
这太讨厌了！	
我们两个会怎么样？	
你确定是这样吗？	
我觉得力不从心。	
（好奇地）他想在我这干吗？	
我觉得很不舒服。	
我根本不相信你的话！	
这太意外了！	
（开心地）你看上去怎么这样啊？	

情绪对照分析

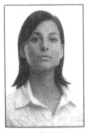
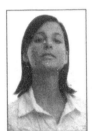

观察左边这两幅图，你会看到头部的一个小动作，表明一个人从不自信到傲慢的转变。

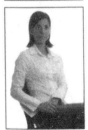
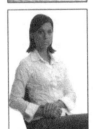

观察左边这两幅图，你可以看到手、嘴和眼睛的一个微小动作，表明一个人从害羞到自信的转变。

答案

想法	图
这太讨厌了！	E
我们两个会怎么样？	I
你确定是这样吗？	C
我觉得力不从心。	F
（好奇地）他想在我这干吗？	A
我觉得很不舒服。	H
我根本不相信你的话！	D
这太意外了！	B
（开心地）你看上去怎么这样啊？	G

身体语言的镜子效应

你多半听说过镜子效应，它说的是一个常见的"秘密"，效果很明显。当双方在友好愉快的氛围下交谈时，一个人会模仿另一个人的动作。你可以去咖啡馆走一圈，当两个人交谈甚欢时，他们的动作姿态会很相似。如果两个人没有谈拢，那么他们的肢体语言也是针锋相对，一点不合拍。这些你可以亲自去印证，当你举起酒杯时，你对面的人也会这么做。镜子效应表明两个人的动作类似。

伤心的各个阶段

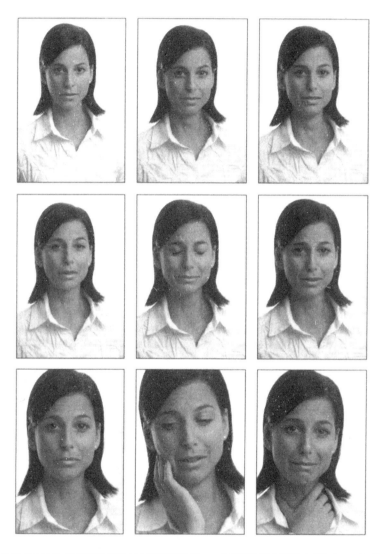

　　镜子效应的原理既可以运用到职场，也可以运用到生活中，它是移情

的一个标志，凭此表明"我跟你一样，我们很相似，你可以相信我！"

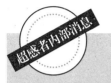

镜子效应是超感者赢得别人信任的有效武器。尤其是在舞台上，闪光灯发出强光，底下是黑压压的观众，这种场合很容易让人不安、紧张和难以掌控。

对于一些特定的试验，比如催眠，信任是成功的关键。

借助于镜子效应，我可以在最短的时间建立别人对我的信任，让对方放松，放下他的恐惧和不安。

在哪些层面上人们可以发挥镜子效应，需要注意些什么，这些将在下面探讨。

镜子效应有两种类型：直接反射和间接反射。直接反射是说对方直接接收了你的身体姿势、表情和动作。间接反射是说人们借助于某一渠道，把身体语言传递给对方。比如，人们可以打手势来表达节奏，引导对方的呼吸频率，或者用手势来反应脚的动作。

身体姿势和动作

实际生活中，建议你首先要关注对方身体的各个动作和姿势。假如你和他面对面坐在桌子两端，可以仔细观察谈话过程中他的各个小动作。他可能会调整坐姿，胳膊会改变位置，整个谈话过程充满动感。

在模仿对方的表情时，要注意那些特别的表情，比如眼睛睁大，眉毛上扬，尤其是嘴部的动作。

声音和语言

另外一个熟悉对方的方法是识别他的声音、语速、呼吸的节奏和认知层次。我们可以很好地去适应他人的语速，若是他语速急促，我们同样可以模仿。如果你集中注意力，甚至可以确定对方因为话题的不同而改变呼吸的频率。

如何识别对方的认知层面，这是一个不小的挑战。我们在《听觉的奥秘》那一章讲过，认知层面分为三种:视觉型、听觉型和动觉型。一个人属于哪种类型，可以从他说话时的用词上找到答案。

A：我看不到父亲哪一天会接受我。

B：那你心里什么感受?

A：你说什么?

B：处理这事对你来说不容易，你觉得呢?

A：哦，我只是看不透为什么非得……

在这个例子中，我们看到B没有效仿他的谈话对象，所以给A带来一些混乱。"看到""看透"表明A是视觉型。如果B要迎合A，那么就应该用视觉领域的词汇，而不是动觉里的"觉得"这个词。

模仿对方的认知类型很难做到，需要花时间练习。大部分人的认知类型不是单一的，而是混合的。

请你按部就班地做下面的练习。大师不会从天而降，超感者也必须经过数年的训练和学习。找出你需要关注的细节，对于谈话过程中所有你看到的、听到的和感受到的，要持开放的态度。

肢体语言和大脑的镜子效应

第一部分

开始之前，请先仔细审视自己，看看你是否在某些情况下会不自觉地模仿别人。当你的肢体语言和表情发生变化时，你的谈话伙伴是否也会模仿你。

第二部分

试着去模仿对方的动作，比如当他身体前倾时，你也跟着这样做。当他的胳膊随意地搭在扶手上时，你也这样做。如果他某些动作很难模仿，比如两腿交叉，你可以交叉双臂，以示和他保持一致。当你在交谈过程中加入这些动作，对方有可能不会发现你是在有意识地模仿他。刚开始你会觉得这样做有点别扭，但慢慢地你会做得轻松自然。

练习

第三部分

当你可以很自然并且感觉不错地模仿对方的肢体语言和动作时，那么你就开始接近山顶了！根据之前学过的眼部动作和对方的用词，判断他是哪种类型。你一定要拿出时间耐心练习，因为除了需要仔细观察，同时还得和对方交流，这在刚开始时并不容易。

在本章结尾时，我想请你学习训练你的眼睛。下面的练习非常有用，可以使我们的眼睛更加有活力，消除疲劳，锻炼眼部肌肉。

食指练习

伸出一根食指，高度和眼睛持平，眼睛注视食指。

食指慢慢从鼻子处向前移动，直至胳膊完全伸开，眼睛一直追随食指。保持这个动作几秒钟，然后食指慢慢回到鼻子处，眼睛仍要一直看着食指。

最后目光离开食指，向远处看。

幻想练习

双手捂住眼睛，不要太用力，使眼睛看不见任何东西，并且没有光透进来就可以。

想象富有魅力且色彩丰富的东西，或者五光十色的风景，想象着自己正欣赏这片风景，持续一到两分钟。

小心且缓慢地使双手离开眼睛，这里特别重要的一点是，不要让光线刺到你的眼睛。

如果你觉得眼睛被光刺到，那么赶紧用手捂住眼睛。

每天做一到两次这个练习。

心灵使我们看得更清楚，眼睛无法看见最本质的东西。

安东尼·德·圣-埃克苏佩里

【译者注：安东尼·德·圣-埃克苏佩里，1900年6月29日生于法国里昂市。飞行家、作家。著名童话《小王子》的作者。】

感官
操控力

Wir sind alle Mentalisten
Das Geheimnis
der 5 Sinne

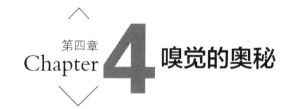

第四章
Chapter 4 嗅觉的奥秘

香水极具魅力，胜过言语、表情、感觉和意志。
香水让人无法抗拒，正如空气进入我们的肺一样，
它进入我们里面，充满我们，完全填满我们。没有什么能抵抗它。
帕特里克·聚斯金德

【译者注：帕特里克·聚斯金德是德国近年来
最受欢迎的作家之一，代表作为《香水》。】

嗅觉

嗅觉是嗅觉神经的认知能力，在人一生下来时就已经发育完全。在所有的认知感官中，它是最无意识的。你只能把鼻子捂上一小会，因为嗅觉关系到呼吸。嗅觉也可以被称为远距离的味觉。你随时随地都在使用嗅觉，哪怕是在睡梦中。

嗅觉器官在鼻腔里，这里有一个区域，被鼻毛覆盖，大约有一千万个嗅觉细胞分布在这里。

嗅觉的工作原理是怎么回事？首先是气味分子进入鼻腔，到达鼻黏膜上的纤毛。信息从嗅小球经嗅觉神经纤维到达神经中枢系统，信息在这里被再次解码，产生对该气味的判断。

嗅觉不是由大脑掌控，而是和边缘系统有直接的关联，也就是和我们的感觉世界直接相关。所谓边缘系统是人脑的一部分，负责掌管情绪，参与本能行为。气味有哪些特定涵义，这要由每个人的认知世界决定。

即使所有的感官都失灵，嗅觉器官经常是最后一个可靠的帮手。它帮助我们做出判断，辨明真相。《圣经》中也提到了嗅觉，《创世记》第二十七章中写到：

以撒对雅各说："我儿，你近前来，我摸摸你，知道你真是我的儿子以扫不是。"雅各就挨近他父亲以撒。以撒摸着他，说："声音是雅各的声音，手却是以扫的手。"以撒就辨不出他来。因为他手像他哥哥以扫的手一样。他父亲对他说："我儿，你上前来与我亲嘴。"他就上前与父亲亲嘴。他父亲一闻他衣服上的香气，就给他祝福，说："我儿的香气如同耶和华赐福之田地的香气一样。"

香味是花朵的感觉。

海因里希·海涅

生命的芳香

你知道吗？新生命的诞生从根本上跟一种香味，就是铃兰的香味有密切的关系。波鸿大学的科研人员在研究精子和卵子结合的原因时发现，精子携带嗅觉感受器，依靠嗅觉来定位。他们在试验中还发现，精子对铃兰的香气反应灵敏，铃兰香味吸引精子靠近，引导精子朝着一个特定的方向移动，也加速精子的活动。

这仅仅是一个例子，证明嗅觉是人类的古老感官之一。若问我们有哪些重要的感官，大家往往很少提到嗅觉。在人类的早期阶段，嗅觉帮助人类寻找食物，通过嗅觉知道食物是新鲜还是已经腐烂。也有很多动物凭气味来寻找配偶。

嗅觉的意义非常大，但是对很多人来说嗅觉的作用似乎已经退化。当我们在超市选购食物时还是会经常拿来闻一闻，只是我们在挑选配偶时不会单单凭气味来做决定。表面看来，嗅觉在今天这个社会已经无足轻重。

然而恰恰相反，我们在这一章里要告诉读者，嗅觉对于我们的生活，对于超感者，非常关键，它绝不是人类进化历史上一个多余的东西。嗅觉对于我们如何做出选择是非常重要的。嗅觉的丧失对一个人的生活有深远的影响，而这一点常常被人忽视。一个人若完全没有了嗅觉，那么他很容易抑郁，跟嗅觉息息相关的味觉也会因此受损，无论何种味道，都离不开嗅觉的参与。

在后面你会发现，嗅觉常常左右你，即使你有时甚至根本没有意识到。

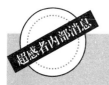

我们的大脑的记忆常常跟某一种香味相关。这就是为什么我们常常把嗅觉跟某一种情形、某一个事件联系起来，而且能把它们从我们的"气味记忆库"调出来。

嗅觉经常是我们做决定的基础，无论是有意识还是无意识地做出决定，我们的决定很多时候跟理性无关，只取决于情感。

当我们无意间闻到一种香味时，这时嗅觉的作用发挥得最好，它引导我们进入下意识。由此做出的决定和选择虽然出于理性，却由我们对气味的反应来掌控。

这种影响非常有效果，因为人们无力抵挡，也常常意识不到，比如营销和广告领域经常利用嗅觉的影响力来影响大家。

嗅觉的影响

有时某种气味的影响力非常大，甚至超出我们的想象。高明的商家除了成功运用光学和声学方面的刺激来提高销量以外，又发现了另一个营销门道：气味营销。今天气味营销在任何一个行业都是不可缺少的，而且行之有效。你是否也曾被烤面包的香味引诱过？就是这种诱人的味道促使顾客走进面包店消费。有的商家为了招揽顾客，甚至动用鼓风机往大街上散布人造的面包香味。有的企业为了吸引全球的顾客，不惜研制自己特有的香气，使顾客记住自己。很多连锁酒店里也充满独特的香味，以吸引顾客下次入住。新加坡航空公司在飞机起飞前向乘客提供温热的毛巾，毛巾上面印有它们公司的标志，散发宜人的香味，以保证乘客旅途愉快舒适；机组人员也涂抹同样香味的香水，这样在飞行过程中，乘客一直被香味环绕，飞行变得舒服。这一切都离不开嗅觉。

神经病学家和神经病科医生阿蓝·赫西为一家汽车经销商研制了一种特别的香水，目的是为了提升经销商的形象。香水命名为"正直的经销商"，据说这款香水为经销者赢得了更多的信任，销量也有大幅度提高。

制造香味的难点在于成分和浓度。美国人喜欢带有甜味的香味洗涤剂，不喜欢天然的香味，如桂香、苹果和香草味道。而欧洲的消费者青睐有自然芳香的洗涤剂。不同文化的人喜欢不同的香味，而这些香味往往跟平常的生活息息相关，让人有舒服的感觉。

使用香气的目的是唤起美好的感觉，建立稳固的客户关系。这种做法也招致批评，很多人认为气味营销是一种看不见的"阴谋"，声称香气掩盖了产品本身的缺陷。不能否认，有些人造产品的表面喷洒了皮制品的芳香剂来以次充好。

练 习

有意识的气味

第一部分

这个练习的目的是让你有意识地去感受周围的气味。下次当你入住一家酒店，登上一架飞机，或者逛商场的时候，请你留意一下是否有一些特别的香味。我相信一定有一些气味是你以前没有注意到的。

关注某一种香味，想想这种气味对你有什么影响，你会因此联想到什么，这种香味是否契合该公司的形象。

第二部分

是否有兴趣跟朋友玩一个小游戏？用某种气味来蒙骗甚至捉弄他？找一个洋葱和一个苹果，问问他是否愿意单凭气味来识别食物。或许他会同意，认为这太容易做到了。蒙上他的双眼，拿一个洋葱让他闻闻，同时削一片苹果放他嘴里。

这时候问问他吃了什么，答案可能让你大跌眼镜！

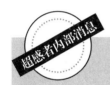

借助嗅觉是很容易影响别人的，有时甚至能运用意志移植来使人产生嗅觉幻想。

意志移植是指有目的地去影响别人的观念和感受，对方往往不会意识到他受影响了。

嗅觉幻想是指通过意志移植使人相信，他闻到了某一种气味，并且感受到这种气味在起作用。想象一下面前摆着一块美味的比萨，这时你会产生幻想，似乎闻到了比萨的香味，你会有饥饿或嘴馋的感觉。

超感者有时也会进行意志移植和嗅觉幻想技巧，使人进入某一种特定的情绪里或者调控别人的情绪状况。在舞台上我有时会请一位观众上台，给他蒙上眼睛，假设他此刻正在海边，让他描述一下场景。当他开始想象的时候，我会描述海水的味道，这样他真的就能闻到咸味，虽然我们只是站在舞台中央。

芳香的魅力

香水，可以凸显个性，是生活必备，无论男女，家里往往都摆放着精致的一瓶。研究人员发现，香水的味道影响一个人的魅力。美国西北大学的科学家经过试验发现，气味能使一张普通的脸看上去是悦目还是让人不爽。31位参与试验的人员身上分别喷上不同剂量的三种不同类型的液体，其中有好闻的柠檬味，有闻起来一般的乙醚味，还有难闻的汗味。接下来让另外一些人按照从好到不好的顺序排列那些喷了液体的人的照片。结果显示，喷了好闻的香水的人更容易让人产生好感。这里香水的量也起了重要作用。香味越清淡，给人的感觉越好。

话说完就完了，而香水却"余味"绕梁不绝。

马努埃尔·郝瑞特

嗅觉的作用很奇妙，能提升一个人的吸引力。德国生物教授豪特在

《铃兰现象》一书中介绍了一个有意思的试验。这项试验在日本学生中进行，目的是看看当一个人喷了某一种香水时，其他人跟他的身体距离是不是会发生变化。具体试验如下：有一个人坐在房间的中间，让一些日本学生去走近他，从他的前后左右四个方向靠近。在第一轮试验中，这个人身上没喷任何香水。在第二轮试验中，中间的这个人喷了一些香水，一次喷了花香和水果香混合味道的，另一次喷了带有淡淡香味的香水。试验结果让人意外，两种香水都吸引学生们走近他一些。花香和水果香混合香味的香水让学生们走近了50%，另一款淡淡清香的香水使学生们走近了20%。

好闻的味道能使别人对我们产生好感，给我们的魅力加分，所以你最好也用一点点香水，正如一句名言所说：少就是多！

　　你是否跟我一样也经历过这样的事？面前有一个重要的活动，一个重要的约会，见一个重要人物，需要你百分之百地集中精力，可是你却打不起精神，不在状态。

　　我找到了如何在最短的时间让自己进入状态的方法，给它命名为我个人的"芳香绝招"！

　　这是什么意思呢？我的目标很清楚，就是为了完成我的节目，让自己进入最佳情绪。这种情绪能带给我力量、成功和欢乐，使我精力旺盛，信心满满地开始一场舞台秀。我买了一种很特别的香水，每天都带着它。每当我干劲十足，获得成功时，每当我玩得很开心时，每当节目大受欢迎时，每当我置身美妙的风景时，我就会拿出它来喷一点。

当我持续这样做了几个月以后，这种香味对我来说就成了成功的"味道"。每次登台表演之前，我总会喷一点这种香水，因为它能告诉我，接下来的这场节目一定会成功，它让我闻到过去的记忆，闻到成功的味道！

我的建议：找到专属你的成功的"气味"，练成你的芳香绝招，本章后面也有这样的练习。

如果你有兴趣，我不妨告诉你我的绝招就是Terre d'Hermès【译者注：一种香水的品牌】。

一次回到过去的旅行

嗅觉能帮助我们开始一次回到过去的旅行。回忆总是以画面、声音、感觉和味道的形式呈现，其中尤以记忆中的味道最令人心动。这意味着，气味能让我们最深刻地回到过去。你肯定经常有这种穿越的感觉，某种气味能让你想起过去的一件事、一个人。香水、防晒霜，会让你想起某一次度假。有时一种气味能让你回到童年，想起那些早已被遗忘的东西。

豪特教授在书中写到，安德瑞斯·哈特曼收集了很多关于味道的记忆。在一个故事中，有一位女士回忆说："每当我伤心或者郁闷的时候，我就开始做果酱馅饼。过去每次妈妈烤果酱馅饼，就让我觉得踏实而安全……而只有在家里有多余的牛奶和鸡蛋的时候才会吃到果酱馅饼，那实在是一个幸福无比的时刻！"这是一个很典型的例子，告诉我们气味能带我们穿越回去。气味的确有着重要的作用。

香味能唤醒生活中最美的时刻。

卡尔·拉格斐

【译者注：德国著名服装设计师，素有"时装界的恺撒大帝"的称号。】

完美的香味制造

仅仅是喷点香水，短短几秒钟之内，你一下子变得很有魅力，你觉得这事可能吗？在下面的练习里，你会为自己设计一个完美的场景，而这种场景是你很容易进入的。开始你的小小的时间之旅吧！

确定一种感觉，一种你常有的感觉，可以是恋爱的感觉，也可以是期待的感觉，或者成功的感觉。买一种以前你从未用过的香水，它将为你打开一扇门，一扇获得你想要的感觉的门。

请注意，平时不要用这种香水，只有在获得你想要的感觉的时候才用它，或者说只有在恰当的情形下你才喷一些这种香水。

用过几次这种香水以后，你将发现，每当喷上这种香水时，就会体会到想要的感觉。这个小练习需要多长时间能成功，取决于很多因素。当你身处不惊不喜平平淡淡，而喷上它就能心境大变时，就达到了理想的效果。

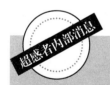

超感者内部消息

身为超感者，我们每天要接触很多气味。有时我也问自己，是否可以借助香水"神不知鬼不觉"地唤醒某种特定的精神状态。为了做到这一点，首先得统一我们的价值观，以及与之相关的香味。心理学家舍拉姆·H.施瓦茨发现了十个人类共同的价值观：平衡、自由、欢乐、成功、权力、规则、安全、紧张、传统和善良。不少科研人员表示，他们已经发现了适合某种价值观的特定香味，这些香味能"诱发"相应的价值观，由此带给我们想要的感觉。不妨猜一猜，自由、权力，是什么味道！

薰衣草和罗勒：平衡

海盐和草场：自由

小熊软糖和草莓硬糖：欢乐

胡椒和咖啡：成功

胡椒和熏香：权力

汽油和蜡笔：规则

甘菊和保湿乳液：安全

丁香和格雷伯爵茶：紧张

冷杉和桂皮：传统

梨和椰子：善良

有一些气味有治病和消除恐惧的作用，请看下文。

气味能消除恐惧

气味能减少恐惧感，使人放松，有时即使只有淡淡的香味，依然能达到较好的效果，这一点无可争议。在波鸿有这样一位牙医，在自己的诊室喷上橙子味道的香水，病人虽然并没有刻意去闻这种气味，但是却产生了积极的效果。香橙的气味使他们放松下来，薰衣草的香味使他们不再害怕治疗。

法兰克福机场有一段270米的通道，这是旅客从国际到达口去国内到达口的必经之路。以前旅客不愿走这条通道，而宁愿绕一段路。自从通道里传出优美的音乐，安装上了柔和的灯光，旅客就开始愿意走进这条通道。然而吸引人们走进通道的关键是这里的纯天然精油，散发出春天的气息。

精油在很多领域被使用，比如芳香疗法。精油在沐浴时有很好的效果。使用起来非常简单，对很多人来说，躺在浴缸里放松是一个不错的享受。精油的芳香分子会被皮肤吸收，同时也会经过鼻子和肺进入循环系统，进而到达身体各个部分，包括大脑，给人温暖和放松的感觉。使用精油也要小心，因为它的浓度很高，一定不能用太多量，未经稀释千万不能用！

下次当你打算泡个热水澡时，记得用一点适合你的精油。

薰衣草：降低血压，减缓疼痛

桉树和薄荷：清理呼吸道，化痰

香蜂草：镇静，保暖

麝香和葡萄：放松，减少抽筋

迷迭香和柑橘油：促进血液循环

现在我向你透露一个以前从未提过的方法，如何让那些站在舞台上紧张不安的人放松下来——仅仅通过气味的作用。

每次开始舞台秀之前，我会在烟雾机（烟雾机是用来制造舞台神秘效果的设备）里滴几滴桂皮油。桂皮油的味道会随着烟雾的释放充满整个舞台。大家会不自觉地闻到它的气味，因为人们很少会关注舞台的香味。那么桂皮油会起到什么作用呢？

桂皮叶中的丁子香酚是一种很有效的材料，它能使人充满活力，心情愉悦。桂皮香味能唤起观众美好的感觉：温暖，被保护，安全，稳妥，从而使那些内向紧张或害羞的人产生对我的信任，他们能够很快地放松下来，释放自己，这对我舞台秀的成功非常重要。

下一次如果你有机会亲临我的节目，一定要注意烟雾的气味！

感官操控力

Wir sind alle Mentalisten
Das Geheimnis
der 5 Sinne

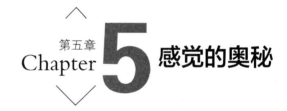

第五章
Chapter **5** 感觉的奥秘

"感觉"是所有感官的核心，失去了感觉，人就无法生活。没有感觉，眼睛、耳朵、鼻子和嘴巴就感受不到任何东西。所有的感官必须借助"感觉"才能发挥作用。

卡斯帕·封·斯迪勒

一颗封闭的心的故事

有一颗心，他每天跳动十万次，不多也不少。生活的重担使他日渐衰老，虽然他的年纪并不老，但他的脸上已爬满了皱纹。有一天他突发奇想，决定为自己盖一座小房子，这样他就可以有藏身之所，躲过别人的伤害。于是他找来最坚硬的石头垒墙，最结实的木板搭房顶，最坚固的钢材做门。当房子完工的时候，他对自己说："这下没人能来伤害我了，没人能进得来，这下我总算安全了。"现在他每天坐在自己的小屋里，透过墙上石头的缝隙向外张望，听着头顶的木板发出咔嚓咔嚓的响声。这样的日子实在无聊，他每天数着自己跳动的次数，直到有一天无法忍受。这颗心开始问自己，继续跳动下去还有什么意义。他忘记了，虽然自己远离纷争，没人会伤害和打击他，但同时也没有人来跟自己一起跳动彼此温暖，彼此相视而笑。他突然意识到自己犯了一个致命的错误。于是他用尽全力去试着推开那扇铁门，却发现这扇门如此沉重，它居然纹丝不动。惊慌混乱之下，这颗心跳动的速度加快了。情急之下他竟然忘记自己把钥匙放哪儿了。

只有思想自由，感觉自由，才是真正的自由。这颗心慢慢放松下来，重新审视自己。他看着自己，开始接受自己本来的样子：颜色淡红，布满褶皱。他觉得有一股暖流在心中升腾，相信自己有优秀之处。于是他不自觉地开始哼唱起歌来，声音越来越大，越来越清亮，正如一只鸟自由地飞向高空。

在欢快的歌声中，石头房子突然塌陷了一点，这颗心睁大眼睛，看见在塌陷的地方有金属在闪光。他几乎不敢相信自己的眼睛，钥匙就躺在那里！当初是他自己把钥匙砌在了墙壁里，他在烦躁和自怜当中忘记了这回事。现在钥匙拿在手里，他突然记起，几年之前，他是那么坚定地认为自己再也用不着这把钥匙了，如今只凭下意识知道钥匙的所在。慢慢地，小心翼翼地，生怕弄断了钥匙，他把钥匙插进锁孔里。随着一声清脆的响声，铁门打开了。他迈出了一小步，深深吸了一口外面清新的空气。他张开双臂，侧耳聆听周围的一切。生命原来如此美好！他跳跃着去寻找新的朋友。

当我听到这个童话故事时，我感受到了它的核心思想和它要传递的信息。我觉得这颗心就是我们每个人的心，它不是生理意义上的心脏器官，而是我们感受世界的心灵，是我们身体的中枢。这颗心，它学会感受，找到自我，凭本能跳动，最终找到生命的钥匙。

很难用语言描述心灵感知的领域。或许你也有同感，你可以感受到很多东西，却无法找到准确的语言来描述它们。这是为什么呢?几百万年的历史长河里，人们认知周围的世界，却在以后的几千年里，把所有的感受表达出来。就好像你花了一小时的时间去观察去感受，然后只用了三秒钟就把感受到的表达完了。

敏感的心是我们的"司令部"，是我们真实的财富。我们因着它能感受自己和周围的人。正如刚才那个故事，敞开心，是前提条件。超感者异常的能力你也可以逐步练习、体会到，这样你便可以找到自己生命的金钥匙。

诸弟子，受有三种：一者乐受，二者苦受，三者非苦非乐受。

佛陀受蕴之教导

通往"敏感心灵"之路

"感觉"这个话题包罗万象，对超感者而言意义非凡。在日常生活中，无论是工作、家庭还是空闲时间，"感觉"无处不在，它是我们做出反应和决定的基础。拥有一颗敏感的心，这是一笔巨大的财富。如何得到它，每个人都有自己独特的途径。但首先不要操之过急，要一步一步来。在这一章里，请你打开曾经的阅历，增强你对决策、激励、本能、自身能力、移情和魅力等方面的"感觉"。

当你对所有这些方面形成敏锐的感觉时，你便拥有了敏感的心。

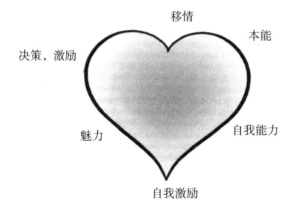

移情

本能

决策，激励

魅力

自我能力

自我激励

你的心在哪里，你的财宝就在哪里。

《圣经·马太福音》6章21节

如何处理感觉

超感者具备一项特别的能力，就是能处理别人和自己的感觉。超感者清楚地知道自己的感觉，尊重自己的感觉，尽力读懂自己的感觉，并对它们分门别类。

这不仅是说自身的感觉，也包括周围人的感觉。细致入微地感知自己和别人的各种感觉，是一门高超的艺术。当你掌握了这门艺术，你就可以很好地与自己、与他人和谐相处。

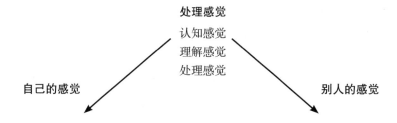

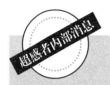

　　为了拥有一颗敏感的心，我曾花费数年时间潜心钻研。当我发现自己具备这种能力时，我确信，人人可以改善自身的感觉能力，使自己变得更灵敏更敏锐。

　　你最大的财富就在你身上——你的感觉。这是你所拥有的最具价值的认知能力。好好保护你的感觉，充分利用它，帮助你做出决定。没有什么比你自己的感觉更真实，更不受外界影响，也更诚实，更敏感，更有智慧，更纯粹。

　　本章所说的感觉并不是古典意义上的触觉，而是蕴藏在每个人身上的内在的下意识的能力。这种能力能够在听觉、视觉、触觉等无法触及的领域帮助我们，它是实现第六感的最后一步。

　　如果你愿意打开自己的心，那么我将乐意在接下来的篇幅中向你讲述这最后一步。到达"敏感的心"这条路分为几个部分，各个部分彼此相依，形成整体。

决策和激励

如果有人问你，你是如何做出决定的，你会怎么回答？有些人会依据事实和经验，有些人会根据当时的感觉。很多人从来没有想过，自己为什么在特定的情形之下会做出特定的决策。如果我们对此了然于心，为什么自己会这样选择，那么我们将会更加有意识地去做决定。

超感者做决定时会受内心的牵引，基于自己真实的感觉而做出决定。这种感觉是他们在具体的情境之下形成的。决定做某事或者放弃做某事，这跟我们的感觉有什么关系？下面我们将一一探究。

认知—加工—行动

在短短一秒钟的时间里，成千上万种刺激冲击着我们。一部分刺激被我们有意识地接受，更大一部分被无意识地接受——这其实是一种保护机制。如果每种刺激我们都有意识地去接受和加工处理，那么活一辈子就只能应付各种刺激而无暇做事，所以到达我们自身的刺激被过滤、分类，然后再进行加工处理。

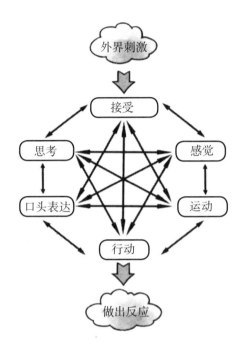

　　如上图所示，来自外界的刺激通过各种感官被我们感知到。我们听、看、嗅、尝、感知整个世界。在这无数的刺激中，一部分被无意识过滤掉，剩下的进入意识，也就是我们对某些东西格外留意的时刻。人们听到一个特别的声音，看到一个不寻常的东西，闻到一种新的味道，一种特别的感觉就会油然而生。

　　正常情况下，不是所有的感官都接受刺激并自动参与其中，比如人们一般很少只根据嗅觉来认识周围世界。但是当外部环境让人嗅到危险气息时，那么这种气味就会被有意识地吸收，人们会因此做出反应，因为这种气息正左右我们的注意力。

从原则上来说，人类选择刺激是无意识的，按照特定的标准进行分类。比如，像刚才所说的，某种刺激是否是一个危险的信号，又或者仅仅是一个基本需要。如果我们可以把自己的注意力调整到某个特定的区域，那么我们就可以影响对刺激的选择，比如当我们找东西时。

当信息被接收之后，接下来会被加工处理，然后人们会采取相应的行动，比如说一句话，或者一个下意识的动作。

练习 | 认知感觉

这个练习你可以在家里完成，不过最好在户外做。下次你出门的时候记得一定要拿出几分钟时间来练一练。

这个练习的目的是有意识地去感知环境和外界刺激，与自身的感觉建立联系。

第一部分

先坐下来，放松身体，让你所有的感官自由奔跑。有意识地注意你感受到了什么。什么东西吸引你的关注？你是否格外使用某种感官来获取信息，而其他感官则获取较少的信息？

第二部分

请选定一种感官（视觉、听觉、触觉、嗅觉或味觉），集中精力于这个感官所传递的刺激，此时，只要一接收到刺激，你就特别关注你里面的感觉。拿出时间，全神贯注，敞开自己。

下面几个问题可以帮助你更好地找到门路：

你熟悉这种感觉吗？如果熟悉，那么它从何而来？

你能对这些感觉分类吗？

特定的刺激是否会带给你特定的感觉呢？

你是否可以细致地描述一下其中的一些感觉？

是否还有一些感觉你无法描述？

> *我们要读懂的不是别人说的话，而是这话语背后的人。*
>
> 塞缪尔·巴特勒

【译者注：塞缪尔·巴特勒（1612—1680年），英国诗人】

决策和激励的发动机

感觉可以调控我们的认知，比如当一个人饥肠辘辘时，他很容易关注街边的餐馆。我们内在的动机常常是无意识的，我们也很少去了解它们。

假如你打算买一辆车，已经想好了要买哪一款。你认为自己选择这款车是因为它的配置和价格十分合理。那会不会有一种可能，只是因为你的邻居开了这样一款车，所以你也想要一辆？这些潜意识的因素影响人们每天的选择，它们不是一些外在的因素，不会被一眼看出，而是内心下意识的愿望，比如要跟邻居开一样的车子。了解潜意识的动机，现今的广告业深谙其道，所以我们常常不清楚自己会买这么多东西，而只是被广告牵着鼻子走。

在处理信息的过程中，感觉发挥了不小的作用。比如，感觉会促使人思考，也会妨碍人们动脑筋，尤其是在面临压力时。有研究表明，学习的成功在一定程度上取决于所学东西是否跟情感有关联，只有那些以某种方式对人的情感有意义的信息，才会从短时记忆进入长时记忆，其他的东西，比如一个只用一次的手机号，会被立刻遗忘。而那些与个人情感有关联的东西，不论消极或积极，更容易被记住。当我们回顾自己的小学时光，脑海中浮现的往往是老师上课时穿的一件难看的衣服，而不是老师讲解的内容。在这个例子中，衣服比上课的内容跟学生的情感联系更紧密。还要补充的是，人们交流的方式，而不是内容，更能对情感产生影响。

在信息处理之后，人们会呈现不同的反应，这也会受到个人感觉的影响。信息处理如何进行，人的反应也会随之变化。人们说话的声音或大或小，动作或快或慢。信息处理和反应，二者相互影响。

正如《视觉的奥秘》那一章提到过，感觉会影响身体，反之亦然。如果一个人姿态笔直端正，那么他的感觉多半不错。如果他感觉很不舒服，这也会影响他的身体姿态和肢体语言。

这种相互关系可以为我们所用，我们可以有意识地调整体态，只是为了达到我们期望的心理状态和感觉。

积极或消极的感觉

我们对外界的认知，跟我们当时的感觉和状态密切相关。

自我观察的目的是找出个人感觉的状态和周围环境的关系，这样我们可以调整自己的情绪。

你最好在某一天的早晨开始观察自己，尤其是这天早晨你的情绪很极端的时候——你刚刚起床，心情特别开心或者糟糕（这里把它定义为基准情绪）。

有意识地注意你的基准情绪，观察一天当中情绪的变化。如果你早晨开始就情绪低落，那么这一整天你可能发现不断有事情发生，印证并加重你的坏心情。反之，如果你从一起床就心情舒畅，那么这一天你会看到花儿为你开，鸟儿对你唱。

小贴士：

回忆一下你最近几次心情很好和很差的情景，再设想一下，如果你的情绪走向对立面，这一天的生活会是什么样子。那么很可能当你的基准情绪差时，一件小事会让你更加烦躁；而当你的基准情绪好时，即使这件事很烦，也不会对你的好心情有影响。

感官操控小练习

　　为了做出明智的决定，我们应当认识做决定的动机。动机常常存在于潜意识的深处，常被忽视。下面的练习帮助你认识动机，发现自己的"感觉世界"。

　　每一天在各种场合下，你要尽力认识自己，倾听你心里的声音，你在种种场合中感受如何。描述自己当下的感觉非常不容易，但就是在描述的过程中，你一步步走近自己的潜意识，更多地认识自己。

　　当你面临要做选择的时候，拿出一点点时间，找到动机的根源，搞清楚自己为什么会这样决定。或许当时你肚子不舒服？或者有些东西占据了你的空间让你觉得憋闷？我们的身体不会撒谎，但我们的理智却常常欺骗我们，回避不好的感受。

　　人们在梦里会特别深入地感受自己的愿望、忧虑、期望和恐惧。为了把自己看得更真切，你可以起床后记录梦里的经历和感受，并把梦所释放的信息和现实对比。敞开你所有的源自潜意识的感觉，不要加以判断。享受这样的时刻，享受你有意识地去感知周围，去认识自己的时刻。

　　在做选择的背后，隐藏着各种动机，它们深深地影响我们。接下来我们将详细分析史蒂文·赖斯的动机理论。

赖斯有关欲望的理论

史蒂文·赖斯博士一直在寻找"我是谁"这个问题的答案。他问过几千个实验者，最后找到16种欲望，这些动机和欲望决定了人们的生活，它们不同程度地影响我们如何选择，有哪些倾向。

权力：追求成功、成绩、领导力和影响力

独立：追求自由、安于现状和自给自足

好奇：追求知识和真理

认可：追求社会认同、归属和积极的自我评价

秩序：追求稳定、透明和条理

积累：追求物质财富

荣誉：追求忠诚、符合传统道德的纯净正直

理想：追求社会公平公正

人际关系：追求友谊，与人和睦，追求快乐和幽默

家庭：看重家庭生活和生儿育女

社会地位：追求社会地位、财富、头衔，以引起公众关注

竞争：看重奋斗和竞争，有进取心，追求高薪水

性：看重性生活，追求性欲满足和美感

饮食：从吃饱到吃好，饮食成为享受

健身：注重身体健康和运动，感受自己的身体

心灵的宁静：追求心灵的放松和内心的安全感

在一些专门的研究机构，依据详尽的调查问卷，并对问卷结果进行科学分析，最终得出结论，发现这些价值观在每个人身上或多或少有影响。

我的动机

回顾过去，回到某一个你做决定的时刻，参照上文的16种价值观，想一想哪些动机对你来说很重要，哪些不太重要，哪些完全不起作用，请填下面的表。

当时的情景：＿＿＿＿＿＿＿＿＿＿＿＿＿＿

我的决定：＿＿＿＿＿＿＿＿＿＿＿＿＿＿

我的动机：＿＿＿＿＿＿＿＿＿＿＿＿＿＿

权力：＿＿＿＿＿＿＿＿＿＿＿＿＿＿＿

独立：＿＿＿＿＿＿＿＿＿＿＿＿＿＿＿

好奇：＿＿＿＿＿＿＿＿＿＿＿＿＿＿＿

认可：＿＿＿＿＿＿＿＿＿＿＿＿＿＿＿

秩序：＿＿＿＿＿＿＿＿＿＿＿＿＿＿＿

积累：＿＿＿＿＿＿＿＿＿＿＿＿＿＿＿

荣誉：＿＿＿＿＿＿＿＿＿＿＿＿＿＿＿

理想：＿＿＿＿＿＿＿＿＿＿＿＿＿＿＿

人际关系：＿＿＿＿＿＿＿＿＿＿＿＿＿＿

练 习

家庭：＿＿＿＿＿＿＿＿＿＿＿＿＿＿＿

社会地位：＿＿＿＿＿＿＿＿＿＿＿＿＿

竞争：＿＿＿＿＿＿＿＿＿＿＿＿＿＿＿

性：＿＿＿＿＿＿＿＿＿＿＿＿＿＿＿＿

饮食：＿＿＿＿＿＿＿＿＿＿＿＿＿＿＿

健身：＿＿＿＿＿＿＿＿＿＿＿＿＿＿＿

心灵的宁静：＿＿＿＿＿＿＿＿＿＿＿＿

超感者视角

　　我立志做超感者，这是基于我的感觉，一种找到正确道路的感觉。小的时候我对魔术很着迷，梦想着有朝一日成为魔术师。在我身上，好奇心和希望得到别人的认可是特别重要的动机。探寻未知的神秘的领域，发现各种秘密，用知识和能力去影响别人，这是我年轻时立志的根基。所以我义无反顾地踏上这条道路。

　　很多年以后，我认识了超感者这个领域，于是下定决心，竭尽所能运用超感这一不寻常的方法去走近更多人。

　　当我走上这条道时，总是遇到种种困难和挫折，但是每当我想到自己选对了道路，那么我就清楚地看到，为了坚持走下去，我当具备怎样的条件才能实现理想。理想是神奇的魔咒，当追求目标的欲望变得无限大时，我们人类往往化腐朽为神奇。在追逐理想的道路上，我们找到自己真实的感觉，理想让我们成为独具魅力的个体。如果你选对了路，那么你的潜意识会调动你所有的能力，帮助你达成所愿。追求个性、独立和自我价值，这是我成功的三大动力。

直觉

直觉是达到感觉的途径，直觉是一种能力，一种对事实、视角、协调性和规律的判断力，与理智无关。

潜意识的灵机一动，在生活中常常出现。它们让人采取行动，做出最终的判断。一说到直觉，很多人很怀疑，因为到目前为止并没有科学的证据证明直觉的存在，所以人们认为直觉难以把握。

你肯定有这种经历，曾经一时冲动，凭直觉做出判断，而事后发现你的判断居然完全正确合宜。

不知你是否想过，如果那时不凭直觉做出判断，而做出另外一种决定，会是怎样一种局面？

经验、理想、学历和智商并不足以让我们找到正确的路。很多成功人士说，他们很多重大决定都是凭直觉做出的。

如果我们学会了如何运用直觉，倾听直觉，那么我们的心将更加敏锐，这对我们的生活有极大的帮助。

直觉是超感者的重要感觉之一，因为人的感觉是无法掩饰和隐藏的——这里有内心真实的状态。如果人们可以看清别人真实的感觉，那么将拿到认识这个人的钥匙。全部的感觉构成这个人的全貌，让他更加真实。

直觉常被描述为肚腹的感觉、内心的声音或潜意识的眼睛，它是全部知识的精神外衣。人人都有，人人都可被训练，关键在于人们是否愿意倾听直觉，是否愿意建立并拓展通往直觉的道路。

对人的认识主要在直觉层面发挥作用。超感者，包括有成熟直觉的人，能够感受到别人的性格怎样，是否诚实，以及如何与他相处。

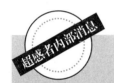

谈到直觉，我们超感者常把冲动和真正的直觉区分开来。请看下面的例子：

在一个相对较长的做决定的时间里，潜意识抓住机会，发挥支持和帮助的作用。

A：如果情绪上升到更高的层次，比如无私、饶恕等，那么这确定无疑是直觉。

B：想一想你的某一种跟信息有关的情绪，当你害怕、生气、愤怒、贪心或动了邪念时，这可能是冲动。

即使你认为无法去训练自己的直觉，那么也能马上发现，你比自己认为的更加频繁地运用直觉——每个人从孩提时代就开始这么做了。

小孩子凭直觉就知道别人想要他做什么，他甚至知道别人在想什么。叫一个小孩看一下下面的画，问问他塞缪尔最喜欢哪辆车，大部分孩子会选择货车。

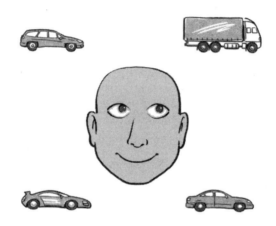

人们把这种现象称为读心术。小孩子很早就开始自动地去读别人的思想，他们很早就会注意细节，像超感者一样。他们具有一种非常可靠的天性和潜意识能力，准确地认识周围的环境。这证明其实每个人都具有成为超感者的能力。

眼神、姿态、身体语言，三方面综合来看，常常使我们形成一种预知。你肯定经历过这样的事：你和一个人一起走路，他一言不发，你却分明感觉到他很不舒服，你可以感觉到有些地方不太对劲。这就是一种情感共鸣，是内心对某种特定情绪的认知。

每个人都会频繁地运用直觉，人们常常从对方的眼睛中知道接下来会发生什么事。有一句老话这么说，一个眼神透露的信息往往胜过千言万语，事实上也的确如此。单单从面前这个人的眼神，你就产生一种感觉，而这种感觉经常被证实是对的。想象一下恋人们之间的目光，他们无须多言，就知道对方要做什么。或者一位恼怒的母亲，在家烦躁地等着她的孩子，而孩子一进家门就从妈妈的目光里知道她已经发现了打碎的花瓶。

下面的练习告诉你，你其实拥有敏锐的洞察力，你比自己想象得更灵敏，只是长期以来你忽视了自己的感觉。

从本质上来看，最有价值的莫过于人的直觉。

爱因斯坦

感受别人

完成这项练习需要一个安静的环境和一个同伴。你们最好事先不要交谈彼此现在的状况如何。

让你的同伴坐在一个舒适的地方。你的任务是进入他的感觉，有意识地观察他的肢体语言，并模仿下来。观察他的呼吸，他的动作，注视他的眼睛。不要动脑筋，只凭感觉。

最后告诉他你所感受到的，以及你对此如何解读。他的任务是给出反馈，说出他自己的感受。

是直觉还是大脑的决定？

有不少读者对此持怀疑态度，这些人看问题比较理性，不认为凭直觉做决定比深思熟虑之后做决定更好。捷尔德·盖格瑞泽在他的《肚腹的决定》一书中从科学的角度引用了诸多例子，探其缘由。在手球比赛试验中，他指出，直觉对于比赛的输赢至关重要。他仔细分析了比赛的全过程，想弄明白在比赛过程中当队员花太多时间做决定时，会不会产生消极影响。手球这项运动要求队员在投球时必须迅速做出反应。

试验是这样进行的：85名队员手持手球站在大屏幕前面，大屏幕上放映手球比赛过程中的几个经典场面。当每个场景快要结束时停止播放，队员们要在尽可能短的时间里快速做出反应，假如自己此刻就置身比赛的画面，会采取什么行动。这是第一轮的试验。在第二轮试验中，依然是播放手球比赛的经典场面。这次队员有多一些时间思考，要求他们说出尽可能多的球员的位置，45秒后让他们说出哪种动作最佳。约有40%的球员在第二轮试验中给出的答案和第一轮不同。

然后由专业的教练对试验结果进行分析。人们之前普遍认为，球员获得的信息越多，做出的反应肯定比凭直觉做出的反应更好。但令人意外的是结果恰恰相反。平均来看，凭直觉比经过思考后做出反应的结果更好。

这个例子告诉我们，人们在做决定的时候，完全可以引入直觉因素。

直觉无法像某种运动一样被训练，人们只能多次练习调用直觉，多多感受，以便潜意识"浮出水面"。

在下面的练习中你会惊奇地发现，你可以凭直觉非常深入地认识自己和周围的人。这个练习来自一个系统的训练，告诉我们某时某刻"身在何处"。

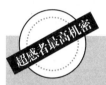

当我在舞台上表演需要一个人配合时，"三十秒检索"能帮助我做出最初的决定。正如之前几章所说，在这个过程中，所有的感官都在积极运作。我的感觉，我的直觉也在帮助我了解一个从未谋面的陌生人。

通常情况下，先动用哪个，后动用哪个感官，这没有明确的固定的顺序。因为这得看个人经验，也要因地制宜分析当时的状况。调动所有的感官，这样我可以获得对这个人的第一印象，形成对他初步的认识。之后我的感觉告诉我该如何处理并应用这些信息。为了达到积极的互动，为了打开思路，在最初的30秒我们得分两步提高我们的直觉判断力。

第一步：短暂的平静和大脑休息

我努力让思维中止一会，有意识地深呼吸，想象一个遥远的开阔的风景，这就打开了我的直觉。

第二步：认知

我设想着自己的潜意识正打开我的灵魂，去感受周遭的一切。我把本能视为一种看不见的力量，它指引我走在正确的路上。直觉要随时随地地"工作"，并且毫不费力。为了全方位打开直觉，在平日的生活中，有意识地敞开自己是非常重要的。

请你在每天的生活中操练刚才说的两步练习：当你认识了一个新朋友，当你和同事聊天，或者当你待在家里时，你完全可以积极地打开自己的潜意识，打开你身体里的"警示器"和"传感器"，细心倾听你内心的声音。

自我调节

自我调节就是指人如何与自己相处，也就是说人要认清自己的感觉，理解自己的感觉，并采取相应的对策。认识自我是实现有效自我调节的基础，第一步就是认识自己的感觉。很多人并不重视这一点，认为这没什么大不了。

我们的种种感觉就好比好多个小小超感者，它们住在我们身体里。当有特殊情况出现时，它们会立刻"跳"出来，有时我们甚至意识不到。这些小小超感者随时待命，甚至能先知先觉。

与自己的感觉相处，意味着人们不被自己的感觉降服，而是因地制宜，知道如何最佳地表达和释放这些感觉。

应对好的感觉比应对坏的感觉容易得多。当人们生气、恐惧和发怒时，人们常常对这些不良感觉无能为力。面对这些感觉，我们束手无策，只能听之任之。很多情况下，人们做出的反应非自己所愿，事后对自己不满，甚至生自己的气，因为没有管住自己。

你了解这样的情况吗？或许人人都经历过。

有效处理不良感觉很有意义，有助于认清各种不同的反应，并加以操练。一般来说你应该避免不良感觉，因为这些感觉会降低免疫力，拦阻我们获取敏感的心。

回想一个场景，这个场景多次出现，你因为一个不好的感觉而反应过激。在《视觉的奥秘》那一章中，你已经学会，在某些领域你可以设计好的场景。因为你知道如何调整视线，如何回忆过去，现在你可以学以致用，以重现你该有的合宜的反应。

理想场景形象化

练

在一个安静的地方坐下，回忆曾经的一个场景，在这个场景里，你感觉非常糟糕，并且行为不合适。然后想象一下正确的反应应该是什么样子。

然后再设想一个理想的场景。向右上方看，如果你是左撇子，那么往左上方看，把这个理想的场景所有的细节在脑子里过一遍。

你看到了什么？看到什么人了吗？

这幅画面是移动的还是静止的？你听到了什么特别的声音吗？

在这幅理想的画面中，你如何看自己？你的肢体语言和面部表情怎么样？

练习

下一次当再有不好的感觉出现时，你先深呼吸，相信自己可以掌控自己的反应，你可以让自己有最棒的表现。

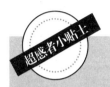

身为超感者，我不仅关注别人的感觉和情绪，也关注自身。在处理自己的不良感觉时，下面的几个小建议有助于控制自己。

生气、发怒、狂躁

●生气会让周围的人失去对你的好感。

●赶走愤怒的诀窍是幽默，让大脑休息和学会原谅。

●当你生气时请不要太严肃，而是幽默地去表达。

●生气时给大脑放个假，远离问题，转移话题，分散注意力。

●把你的愤怒转化为力量，原谅别人的过错。

害怕和惊慌

害怕这种感觉其实是我们的一种自我保护。

当我们害怕时，我们的思绪混乱，这阻拦我们采取下一步的行动。

下面的几个步骤能使你更轻松地面对恐惧情绪。

●注意你在害怕之前大脑在想什么。

●放松自己！我们不会同时感受到放松和害怕。你越让自己放松，害怕的感觉就会退后。

●学习消除害怕的感觉，你可以详细想象自己害怕的东西。这一招很管用。接纳自己的害怕情绪，慢慢你会发现，它其实不能伤害你。持续地练习会减少你的害怕情绪。

自我激励

你是否有时觉得特别无聊？有一个项目是你早该开始的，却一拖再拖，因为你没有任何动力。人人都会有这种时候，它让人恼火。

自我激励是建立在个人感觉之上，就是愿意做事或者愿意改变的一种感觉。为了完成目标，让自己充满热情，积极行动，这是一种能力。如果一个人懂得如何激励自己，那么他将容易获得成功，他做事会特别投入。他的目标也越来越容易实现，前方的道路也渐趋明朗。

持续增强自我激励的感觉有多种途径。首先要弄清一点，在自我激励的背后是一个愿望还是一个目标。人们所做的是否通向成功，并由此激发新的自我激励？如果自我激励建立在人们所看重的价值基础上，那么它就会自然而然地产生。

区分愿望和目标

如果激励的背后是一个切实可行的目标而不是愿望，那么激励就会带来良好的感觉。那么如何区分愿望和目标呢？愿望是一种感觉、一个想法，它会引起积极的改变，但人们往往不愿意动手去实现，比如"我想买一辆大一点的车"。目标是人们愿意为实现它付上代价的一种愿望，比如努力工作。代价因着目标的变化而变化，包括努力、辛苦、忍耐，等等。

什么是正确的目标，我们参照项目管理中的Smart标准来仔细分析，这个标准很多人熟悉。

S　目标特定

M　目标可衡量

A　目标可操作

R　目标的现实性

T　目标有时限

S：目标必须具体、清楚、准确，而不是模棱两可。

M：为了保证目标的实现，目标必须是可衡量的。如果能够回答出"怎样知道我已经完成了目标"这个问题，那么这个目标就是可测的。

A：极为重要的一点是，人们必须参与到完成目标的过程中，而不是单单发号施令，人们必须保证自己对完成目标有实际的贡献。

R：目标必须是可以实现的，而不是遥不可及。目标会带来挑战，这些挑战必须能被完成。如果一个目标无法企及，那么很快会让人沮丧，失去动力。

T：在实现目标的过程中，人们必须清楚知道什么时间该完成什么事。如果没有时间限制，那么完成期限将会一拖再拖。

我的下一个目标是什么?

思考一下你的下一个目标，参照Smart标准，看一看这是一个目标还是一个愿望。如果只是一个愿望，那么想想可否把它转为一个具体的目标。

目标特定
目标可衡量
目标可操作
目标的现实性
目标有时限

价值的意义

每个人都多少会觉得自己的生活在某些方面不尽如人意。有时人们会觉得哪儿不太对劲；也有的时候，人们觉得生活各个方面都不错，自己过得挺好的；还有的人一直认为自己的生活哪都不如意。这些都跟价值观有关，要么价值得以实现，要么价值被破坏。大多数时候人们并没有意识到自己所看重的价值观。除了传统的价值观，如家庭、工作、私人生活，等等，价值观还包括其他方面。价值观不是固定不变整齐划一的，比如人们在私人生活和职场上就会看重不同的东西。

价值观深受社会的影响，是时代的一面镜子。每个人都有自己独特的价值观，并且价值观呈金字塔形，处于塔顶的价值观相对而言更加重要，会对人们的行为产生很大影响。

价值观会影响人的情绪，如果有人看重自由，那么当他的自由受限时，就会导致不良情绪，比如生气郁闷等。

在某些情境下，人们的感觉和情绪非常激烈，甚至无法控制，那么我们可以看出，这是他们看重的价值观正遭受重创。

当人们清楚知道自己看重什么，那么做选择将会易如反掌。

迪斯尼

经过专业的训练，人们能够发现自己看重的价值观是什么。下面的练习会帮助你认清自己看重的东西。

哪些价值决定我的生活？

练

为了保证练习取得最佳效果，请遵守以下几点。

●在一个安静的房间坐下，尽量不受打扰，让自己觉得很舒服。

●找出生活中你看重的领域（工作、家庭、爱情、友谊，等等）。

●选定了你所看重的领域之后，请描绘一幅理想的蓝图，在大脑中构思，拿出时间去畅想。

●在纸上写下你看重的八样东西，并按先后顺序标上序号。

找出这些之后，看看什么对你最重要。你可以这样做：把每一项分别写在一张卡片上，写好后先抽出两张，思考这样两个问题：哪个对我更重要，哪个我可以放弃。

当你选好了以后，再抽一张卡片，跟它对照，思考刚才的两个问题。

这样一直比较下去，直到排列出你自己的价值金字塔。

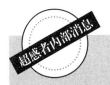

对超感者而言，为了让自己随时保持精力充沛，积极进入状态，自我激励非常重要。下面是几个关于实现完美自我激励的小贴士：

1.确定你对未来的设想和目标。

当你马上要动身去度假时，是不是会特别开心？这时的你不可思议地被激励，你可能高兴得像个孩子。

为了获得自我激励，在这一年以后的时间中你也需要这种兴奋的感觉。给自己确立清晰的目标，把这些目标与度假的感觉联系在一起，并任由这种感觉驱使。50%的自我激励来自对目标的设想。

不懂得自我激励、不太成功的人与深谙自我激励、成功的人之间有一个区别就是他们看未来的眼光和对未来的构想。现在，你应该具备这样的眼光。

2.找到你自己的自我激励键。

我们每个人都有自己的自我激励键，一按此键，你会马上开足马力，满怀干劲地去做事。找到这个键，就是找到心理上的强项，因为这样你会清楚知道如何激励自己。

自我激励键有很多种，有的取决于受教育水平，有的跟生活状况有关，有的得看个人做事的习惯。为了启动你的激励键，你要知道哪些东西能给你动力，是成绩，还是时间压力，是别人的赞誉和认可，还是挑战和不甘落后的心志，或是物质财富。

3.找到乐趣！

快乐是灵魂的食物。给你的灵魂所需要的，那么你的自我激励将随之增强。如果你在实现目标的过程中找到乐趣，那么你就会劲头十足，走在正确的道路上。欣喜地迎接你的挑战和前进道路上的所有风景，并记得要犒劳自己。

激励的魔咒是大笑。这听上去很奇怪，但的确如此。它可以帮助你获得美好的感觉。你会发现，当你从面无表情到放声大笑时，你变得信心百倍。

找到乐趣是我自我激励的最好方法。快乐让我更真实，也让我更容易去传递美好的感觉。

移情

移情这个概念由情绪和好感组成。它指的是一种能力，即能洞察并理解别人的感受、想法和价值观的能力。

对别人的认识和了解需要理智，而移情却需要心灵的潜意识活动。一个具有移情能力的人能够设身处地地站在对方的角度，如同感受自己一样，体会别人的感受。这并不是说他是从自身的角度去解读别人的想法、信息和情绪，而是从对方的角度理解对方的行为。

移情是通往他人灵魂的小路。具有移情能力的人具备洞察别人的天赋，同时他还能说出自己为什么能知晓别人的感受。

> 妻子一句话不说，丈夫却能明白她心中想的每一句话，
>
> 这样的丈夫才是真正的丈夫。
>
> 希区柯克

靠感觉去影响别人，这在母腹中就有了。研究表明，当胎儿在母体中受到压力荷尔蒙的影响时，胎儿最初的信任感会受到损害，妈妈的情绪会被婴儿感受到。

对不同情绪适当反应的能力是产生移情的基础。对外界的感觉和情绪做出反应，这对儿童而言至关重要。中世纪有一项近乎残忍的实验证明了这一点。弗里德里希二世认为，人类有一种"原始语言"，于是用婴儿做试验加以证明。他相信每个婴儿都会说"原始语言"，如果他们没有受到外部的影响。这些婴儿有吃有喝，专门有人喂养他们，但却不许任何人对他们说话，也不许拥抱和抚摸他们。实验结果让人无法面对：所有的婴儿都死了，因为他们没有得到情感的喂养。

变色龙效应

1995年，研究人员在利用大猩猩做试验时意外发现了变色龙效应。他们发现，当大猩猩看到别的大猩猩做某一动作时，它的大脑活动过程就好像自己在做这一动作一样。当大猩猩观察某个动作时，神经元中的一些神经细胞的活动类似于大猩猩自己在做这一动作时神经细胞的活动。设身处地地感知别人情绪的能力，是人们社交生活中不可忽视的重要原则。当我们看到别人在吃巧克力时，我们大脑的活动就好像我们自己在吃巧克力一样。神经细胞在"反映"所观察到的活动。微笑是有传染性的，这句话也是一个证明；父母看到孩子受伤时，常常会痛在自己身上。

此外，科学家们还发现，移情能力强的人经常无意识地受到周围人的影响。变色龙效应表明，移情能力强的人常常去模仿身边人的态度、特点和动作。

练 | 移情

现在你已经对移情有所了解，接下来就是在每天的生活中应用你的移情能力。你可以随时训练自己的移情能力，无论是在火车上，在饭店，或是在派对上。你选中一个人，一个你完全陌生的人，结果可能会让你大吃一惊。不要去评价这个人的外表，而是单单去看他的种种感觉，让你的意识集中在他身上。

这几个问题会对你有所帮助：

你感受到了什么？

是好的还是不好的感觉？

你觉得这人的心情是好还是坏？

当你跟他说话时，你有什么感受？

当一个人缺少移情能力时，后果会多么严重，我们可以从那些被孤立的人，那些自以为不受重视的人身上看到。被孤立的人往往在生理和心理上都有问题。具备一定的移情能力，与别人在一起，而不是与世隔绝，这对我们的身心健康很有帮助。

移情能力是否可以训练？或者移情能力是一种天生的能力，有就有，没有就没有？从根本上来看，有些人天生移情能力强一些，但同时，移情能力也是可以通过训练而得到的。研究表明，移情能力很大一部分是天生的，而另一部分是通过训练和阅历不断完善的。

人人都可以建立自身的移情能力，下面你将学会训练的方法。

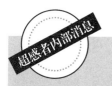

移情是一种优秀的能力，它是可以训练和拓展的。下面是帮助我们完善移情能力的具体步骤。

第一步：忘记自己

当你想读懂别人的感受时，你必须让自己"隐身"，让自己不再重要。你面前的这个人才是你此刻最重要的的人！

第二步：拿出诚意

当你眼前的这个人和你聊天时，你要表示自己有兴趣听他说话，积极地去倾听和回应。你要专心面对他：身体靠近，不断表示赞同和理解，有目光交流，认真地表示支持他。

第三步：重复对方的话

为了不漏掉丝毫信息，你要尝试用自己的话来重复对方刚才说过的话。为了保持中立立场，你最好这么说：你刚才说……

当聊天结束时，你不要再重复他的话，而是重复对方想表达的意思。你可以这么说：如果我没听错的话，你想说……

第四步：说出你的感受

这里重要的不是你如何理解对方，而是对方如何看待整件事。不要从表面去理解对方的意思，要从话里话外揣摩对方的心思，具体说出你所感受到的。

尽量不要说出你自己的观点，否则这场谈话就变成了一场讨论。

成功的秘密在于理解别人的观点并用他人的眼光去看问题。

亨利·福特

魅力

　　只有少数的经理人能够让他的员工心悦诚服地支持他，只有少数的演讲者能长时间抓住他的听众，也只有少数的艺术家能打动观众的心持续数年。为什么有些人很有魅力而另一些人却让人觉得非常无聊？秘密就在于感召力。这个词源于希腊语，意思是从神而来的恩赐。

　　当一个有魅力的人走进房间的时候，他很快会吸引大家的注意，因为他身上有一种特殊的东西。个人的魅力是无法准确被破译的。不同领域的学者对这个问题进行了深入的研究，提出了一系列提升魅力的基本要素。到目前为止，还没有任何一项关于塑造个人魅力的专利。

　　尤其是在面临困境的时候，人们寻找那些有感召力的领导人物，人们相信他们可以带来转机。然而这些人的魅力绝不是上帝恩赐的。人们可以一点点培养自己的魅力，前提是人们首先要面对自己，人们要知道自己擅长什么，具备哪些能力，哪些方面是自己欠缺的。

马努埃尔是如此娴于技巧并极具天赋，他的表演让我大吃一惊。

他身上有一种与生俱来无法被别人学习模仿的东西，

那就是个人魅力，他真的很有魅力。

尤里·盖勒对马努埃尔·郝瑞特的评价

【译者注：尤里·盖勒，以色列魔术师，70年代起，他就在欧美、日本等地作巡回表演，引起了极大的轰动。他是世界闻名的特异功能者，甚至接受了很多科学家的检验。尤里·盖勒最著名的表演是不借助任何外力把勺子变弯。】

你或许会问，为什么魅力这个话题会在《感觉的奥秘》这一章出现。这很好解释。拥有一颗敏感的心就是一种魅力。决策、激励、本能、自我能力、自我激励和移情能力必须统一在我们身上，因我们个人的魅力而彰显出来。你要学会与自己和谐相处，活得真实，知道自己要什么，自己感觉如何，你到底是谁。

一个有魅力的人具备怎样的特质？热情、乐观、对未来充满盼望。一个做事有热情的人很容易感染身边的人，也会比较容易地从别人那里获得支持和帮助。一个善于乐观地看待问题的人会很容易被别人理解，他的信息也常被别人接受和认可。

每个人都有自己的理想和愿望，但不是每个人都有把握实现自己的理想和愿望。一个有感召力的人会对未来寄予期望，并且支持我们实现自己的想法。英国魔术师和心理学家理查德·怀斯曼是一个极具个人魅力的人，他具备以下三个特质。

特质一：

有魅力的人有很灵敏的感觉能力。就是说他能够细致敏锐地感受一切，进而轻松地拥有一颗灵敏的内心。

特质二：

一个有感召力的人善于把自己的魅力传递给周围的人，从而影响别人，引导别人。

特质三：

有魅力的人一般不容易受另外一个有魅力的人的影响。

你身边有魅力的人

你周围肯定有一些人在你的眼里是非常有魅力的。

回想一下你最近是什么时候遇到这样一个有魅力的人，找出他身上明显的特质，想一想哪些地方让你觉得他很有魅力。用几个关键词写下来。

_____

_____

自我检测

测检我自

现在想想你自己，他的哪些特质对你很重要，是你渴望拥有的。这些特质是否适合你真实的内心。写下你的思考，对照你内心的感受。

_____

_____

对于这些特质你的感受如何？

_____

_____

有魅力的人拥有自己独特的视角，他们想法奇特，做事有新意。他们可以强烈地感染别人，传递自己的热情。他们知道自己的价值并且活出自己的价值来。他们抵制与自己不同的观点，他们有时也会接受这些观点，但却不受其影响。他们有一个明显的特点是不做作，擅长表达自我。他们的眼睛往往很有吸引力，因为目光能够体现一个人的自信和优势。

我们可以看到，魅力有很多前提条件，它是各种因素结合在一起的体现。每个人都不一样，有各自不同的天分，所以获得自身魅力的途径也不止一个。好在每个人可以经过训练和学习赢得自己的魅力。每个人都是一块未经打磨的钻石，只有经过精心打磨，经过学习和训练，他的光芒才会显现。

获得魅力的十个秘诀

有魅力有感召力的人是成功的人，他们怀揣信念和梦想，信念要传递，梦想要实现。

如何提升我们的魅力和力量，使我们的心灵大放异彩？

平静和安全感：谁的人格有魅力，谁就让人愿意信任，人们跟他们在一起觉得很舒服。

执行能力：这代表意志、力量和勇气。

自我意识和爱自己：欣赏自己喜欢自己的人，也会爱身边的人。

气场和乐趣：有活力、生活幸福的人对别人有积极的影响。

兴趣：对休闲娱乐有兴趣，对周围的人有好奇心。

运动：运动是改变的前提条件，喜欢运动的人有感染力。

满足：这会彰显对生活感恩的态度。

影响力：传递自身的理念离不开影响力。

权威：权威很关键，它会让怀疑者闭口不言。

灵感：为了独辟蹊径，更有创造力，必须要有灵感。

一个人怎么想，他就是怎么样的人，

他的想法会散发出来，而他会佩戴自己的想法。

谚语

别人怎么看我?

在接下来的几天里在不同的场合观察自己:当你走进一个房间时,别人有什么反应?气氛会有什么变化吗?别人怎么和你打招呼?他们看你的眼光如何?当你走进去时,大家是否立刻不说话了?当你和别人聊天时,气氛是愉悦还是不快?在超市购物时,陌生人对你有什么反应吗?在坐公交时,请你主动朝陌生人微笑,注意此刻别人面部表情的变化。

对我们超感者来说,最重要的能力是情绪能力,这种能力人人可以训练并学会。

敞开你所有的感觉,因为你释放的信念和你的内心完全一致,你才可能成功,因此你会更加自信、幸福和知足。

谁能给人以梦想、目标和视角,谁就能激励别人发挥自身的潜能,取得难以置信的成就。

我们超感者拥有这样的能力,给周围的人插上梦想的翅膀。

感官
操控力

Wir sind alle Mentalisten
Das Geheimnis
der 5 Sinne

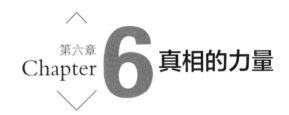

第六章
Chapter **6** 真相的力量

真理使人自由，无往不胜。

康德

在你追寻第六感的旅途中，你可能会遇到一些人，他们的说法，他们释放的信息与事实相去甚远。你的种种感官帮助你发现真相，识别谎言。你要努力去感受真相的力量，并运用这种力量更清晰更直接地把你的信息传递给别人。

在人与人的沟通过程中，没有什么比事实真相更强大更持久了。当然有时候你可能会受到伤害，但这取决于你的感觉，取决于你何时何地最佳地运用你灵敏的感官。

谎言的真相

绝对真理是一种崇高的精神衍生物，它遥不可及，难以实现。我们每天都在说谎，甚至说弥天大谎。说谎话比说真话容易得多，一点也不麻烦。研究人员发现，人们平均每天说谎200次，这也包括没有说出事实的全部。

在谈论事业或汽车时，男人们常常口无遮拦，而女性在聊到年龄或体重时不愿说真话。孩子们的情况不同，有些学者声称，小孩撒谎是他们心理发展的一部分。孩子一般4岁时开始说谎，而且大多发生在游戏的场景中。

坦白地说，我们不可能只说真话不说谎话，至少我们常常按自己的喜好随意扭曲事实真相。

研究人员发现了种种论据，来帮助我们发现谁在撒谎。

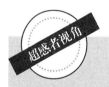

我们一直在寻找真理，真理在我们生活中举足轻重。原则上我认为，什么是真理，这个问题每个人都有自己的答案。佛教说人无法拥有真理而只能成为真理。

这本书读到这里，你已经了解如何使自己的感觉更敏锐，以观察和判断周围的情况。在这一章你将见识到最后的黄金法则。我们只有调动所有的感官，才能发现谎言。什么会阻拦你找到真相？如果你一直在用心阅读这本书，我相信你内在的"报警器"已经开启了。只差几步之遥，你就可以解读各种信号了。这几步如何走？现在我开始告诉你，请你注意几个细节而忽视一般的事实。这几个细节必须完整地与整个人和全部的背景结合在一起考量。

识别谎言

为了发现谎言，你要具备：

1.专注的耳朵

2.专注的眼睛

3.专注的感觉

对肢体语言、声音和话语的分析能够帮助我们识别谎言。这里要特别谨慎，不要草率地下结论，因为很多细节容易被错误理解，并且每个人具体的情况不同。

"校准"是关键

准确评价一个人说的话是真还是假，关键在于"校准"的过程。"校准"是指专心观察目标人物，关注他的表情、动作和语言，反复推敲。

"校准"的过程需要所有的感官参与其中，你要学会前后对照。"校准"是一个渐进的过程，你得注意那些非言语的信息，这些信息告诉我们这个人此刻处于什么状态。

肢体语言

经常撒谎的人往往表现出特定的肢体语言。说谎的人喜欢经常摸摸脸，挠挠鼻子，摸耳朵或者摆弄头发，笑的样子也不自然。频繁地发笑也是撒谎的征兆，他们以此来掩盖自己心里的不安。笑得是否自然，这可以从面部表情上观察到。如果一个人是发自内心的笑，那么他脸上会洋溢着快乐，嘴角、眼睛和下巴等全部会反射出他的快乐。但若是勉强发笑，只会嘴巴动一动。

手势和面部表情的时间点也会有出入。比如当一个骗子说"蛋糕真好吃！"时，说完以后他才会微笑。而一个真心赞美的人在说这话的同时就开始微笑了。一个人撒谎时胳膊和手的动作也是放不开的，他很少有大的动作，相反胳膊可能会贴紧身体，避免有大幅度动作。

当说谎者感觉情况不妙时，这时他面前的物品会派上用场。比如他会把咖啡杯或找本书拿在手里，以此来掩饰和保护自己。

压力和紧张情绪会导致以下这些小动作和信号，帮助我们识别假话：摸鼻子或耳朵，坐立不安，玩头发，脸红，擦额头的汗，改变身体的姿势，舔嘴唇，整理衣服，把玩或者揪掉线头一类的小东西，玩或者啃手指甲，隐藏手或腿，拿手捂嘴，手或腿交叉，吃东西，不停地抽烟，玩笔、手机或者项链戒指等。

眼睛

我们在《视觉的奥秘》那一章讲过如何识别人的认知层次，以及人们的信息是重新构建还是从记忆中搜寻。这种区分是根据眼睛识别谎言的关键。

当我们向别人提出一个问题时，我们要仔细观察对方眼睛朝什么方向转动。如果他如实回答，那么他的话是无须构建和组织的。这个人坐在我们对面，眼睛朝左上方看，那么这就是一个撒谎的征兆，他在组织和构建话语。尤其是在采访一个人时，人们可以准确地看到眼睛的变化。

一个人经常眨眼，这表明他很紧张，他说的有些东西不对劲。特别明显的是此时他可能不愿意有目光交流，他的目光会躲闪。相反有些人在撒谎时习惯跟对方有目光交流，他以为这样可以迷惑对方。另外人们在说谎时不需要太多调动大脑里的记忆，按照眼睛模型，就是说没有必要活动眼睛。

下面的一些变化可以帮助我们揭穿谎言：眼睛很少动，频繁眨眼，瞳孔放大，眨眼时眼睛闭的时间稍长。

耳朵

当别人杜撰一件事时，特别有意思的是细节往往多于必要的内容，他

的描述常常过于精确。这当中他所提到的人的名字就很可疑，原本该说
"她"或"他"时，这个人常常会说"汉娜"或"雷奥"。并且他的讲述
也不太自然。

一个人说谎时，谈话过程中的停顿会让他很不安。这时转换话题会帮
助他避免刚才的内容继续下去。所以当有人说起别的话题时，撒谎者非常
兴奋和积极地回应。当话题突然转变时，刚才说真话的那个人往往会有点
懊恼。

说谎的人很少使用第一人称"我"。他的意图是拉开自己和谈话
内容的距离。

听话听音，说谎者喜欢开始一句话，然后停止，再从头说一遍。当一
个问题他没有清楚回答，或者他的回答含糊其辞，或者他的回答很值得考
虑，这时你要留意，他多半是在说谎话。

匹诺曹效应

芝加哥大学的研究人员发现，匹诺曹鼻子变长的故事并不像大多数
人认为的那样完全是胡编乱造。当一个人说谎话时，体内会分泌一种激
素，这种激素能够加快鼻子的血液流通，从而有可能使鼻子长长千分之
一毫米。

此外他们也发现，一个人在说谎时会比他说真话时更加频繁地摸
自己的鼻子。

真话还没穿上鞋，谎言早已绕地球跑三圈了。

马克·吐温

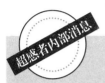

你肯定经历过这样的事：你跟别人谈话时，他尽力让你相信他所说的这件事是真的。他的话语和从头到脚的肢体语言，看上去滴水不漏，但是你潜意识里觉得有些地方不对劲。你运用一切识别谎言的技巧和方法，都找不到漏洞。但是你心里仍不踏实，在以后的某个时间你的怀疑得到证实，这时你非常开心，因为自己没有被骗。

如上文所说，的确有很多方法和技巧帮助我们识别谎言，但是最高的境界是依靠我们自己的感觉。

上一章我们反复提到的敏感的心，就是凭着本能和移情发现别人说话的不实之处。这里我要鼓励你相信自己的感觉。当然有时你的感觉未必是对的，但你要允许自己犯错误，这样才能成功达到你的第六感。

当我在舞台上表演时，我非常相信自己的感觉。很多时候我听从自己心里的声音来判断眼前的这个人说的话是不是真的。不管你信不信，内心真实的感觉在很多时候帮了我的大忙。

当然，一开始我会观察谈话对象，分析他的语言、表情和行为模式，综合解读这一切，然后做出判断。如果我的感觉证实了所有的判断，那么我就能做出非常正确的结论。

帮你揭穿谎言的小贴士

这些建议只是一些提示和帮助，未必是原则和规律，所有的细节必须结合当时当地的具体情况。

他经常摸自己脸的某个部位吗（鼻子、头发、耳朵，等等）？

你有留意他眉毛和瞳孔的变化吗？

他是否极其夸张或者不自然地大笑？

当他笑时，是整张脸在笑，特别是眼睛，还是仅仅嘴角动一动而已？

他的面目表情和姿势合拍吗？

他的双手和胳膊是分开还是合在一起的？

有什么东西横在你们之间吗？

他的眼睛一般朝什么方向看？——参考眼睛模式。

他的回答是及时还是延迟？

他是否尽量避免直接描述事实，经常含糊其辞？

他的音量、语调和语速有什么变化吗？

他是否经常改变用词和说法？

他的描述详尽吗？

当谈话中间需要休息时，他做何反应？

当话题改变时，他什么反应？

他是否很少用第一人称？

你的本能和直觉告诉你什么？

测谎仪

现在出现了不少技术手段，帮助人们识别谎言。测谎仪是其中之一，通过测量一个人回答问题时的血压、脉搏、呼吸和皮肤的电传导力等来判断他是否在说真话。

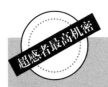

有一次一家电台邀请我做一个跟测谎仪有关的采访，我很愉快地答应了，盘算着所有的提问我都将如实回答，因为我不知道自己在测谎仪面前是否发挥稳定。

在整个采访过程中，测谎仪没有任何异常的反应，它证实了我所说的每一句话都是真实的。

有意思的是采访之后的小试验。话筒关掉以后，操作测谎仪的工作人员告诉我还没有人能够骗到测谎仪，接着他问我是否愿意挑战一下。

于是我们把刚才的问题重复了一遍，而我则一半说真话一半说假话。你能想象到吗？测谎仪还是没有做出异常反应，我居然成功地骗过了它！在www.manuelhoreth.at你可以听到这篇采访。

这里我不想谈论测谎仪的工作原理，只想告诉你：当一个人坚定地认为自己所说的全是真的，自己所有的感官都强化这种意识，那么即使是谎言也会被认为是真话。我称之为感官的诡计。这里的关键是有意识地去强化，而不泄露任何真相。

测谎仪本身并不能告诉我们这个人是否在说谎，它只能提供一些数据和指标。如何分析和解读这些数据，这取决于工作人员。那么测谎仪的工作原理是什么呢？

原则上假定说谎者在撒谎时会觉得不安和紧张。这些信号我们未必能看得见，但是神经系统会有异常反应，比如血压不稳，脉搏加快，心跳加速，呼吸不均，皮肤的电阻变化（表现为发抖或出汗等），这些指标测谎仪能够记录下来。

　　研究人员也发现了其他的揭穿谎言的方法，比如测谎软件，即通过监测面部表情或给大脑做电磁波扫描，以此来寻找蛛丝马迹。研究者认为，说谎时大脑的活动跟正常情况不同。

　　谎言总有两面：一是有人说，一是有人信。

霍默·辛普森

**Wir
Sind
Alle
Mentalisten**
Das Geheimnis
der 5 Sinne

后记

亲爱的超感者：

很高兴你现在读完了这本书，迈出了通往第六感的第一步，你已经是一个小小超感者了。本书领你入门，修行却在个人！

正如开篇时所说，如果你认真做了书中的练习，并且不断操练，你一定能获得成功。还有，不要忘了72小时原则，现在就出发，此刻，开始你的超感者之路！

如果你知道自己想要什么，你也知道该往哪里走，那么克服你内心的障碍，勇敢迈步。三天以后再动身，就太迟了！

是的，你可以！

奥巴马

动用你所有的感官，开启你内心的路，紧紧抓住这条路。使用你的感官，磨炼你的感觉，从而实现目标，梦想成为现实，你总能比别人领先一步。

最后我要特别感谢玛格达勒娜·埃德尔，是她帮助我完成这本书。她在过去的几个月里一路陪伴我，参与各种脱口秀和舞台表演。我们彼此信任，我们的信仰也融入了这本书里。

祝愿你成功获得第六感，期待有一天我们相见！

马努埃尔·郝瑞特